看護の人間学

癒しとケアの時代に向けて

加野芳正＝編
Kano Yoshimasa

世織書房

看護の人間学・目次

看護の人間学

第1章 「癒しと看護」の人間学に向けて

加野芳正

「社会復帰」という、不思議な言葉は私たちの社会のエートスを良く示している。病気になって、「正常な生活」のラインに就けない人間は、社会から排除され、片隅にうずくまっているべきなのだ。私達の「社会」概念の中に、どうやら病者は「その状態で居ることを当然と思われる」ような、居場所を持っていない（中略）人が生まれ、育って、病み、死ぬ、という円環的なプロセスの中では、どのアスペクトにある人間も、社会の正常な一員であるはずだ。だが、私達は、病んだり、死んだりといったアスペクトにたどりついてしまった人を、自分達から分け、社会の外に置く。彼は、現代社会の正常なラインからはずれ、その施しで過ごす位置に、身を移されたのだ（石田秀美『死のレッスン』岩波書店、一九九六年、一九頁）。

1　人間中心の医療へ——医療のパラダイム転換

CUREからCAREへ

CURE（キュア）とCARE（ケア）という二つの言葉がある。前者は治癒、後者は援助・世話などと訳すことができる。大まかにいって医療の世界にあっては、医師は前者をめざし、看護者は後者をめざしてきたといってよかろう。しかし、全体としてみれば、近代の病院が主眼としていたことは、ひたすら病気を治癒させるということであった。患者の死は医学の敗北と見なされ、治らないのであればせめて少しでも長く生存することが絶対善と考えられたのである。テクノロジーの進歩のもとで進行していく医療技術は、延命に力点がおかれていて患者の精神的なケアや個々人の主体的な意思を尊重するということをなおざりにしてきた。とりわけ、わが国の医療の世界では看護者に対する医師の権限が強く、医師を中心とした医療体制であるために、全体としてみれば、ケアの側面がなおざりにされてきたことは否めないであろう。

たとえば、末期ガンの患者を考えてみよう。それはもはや完治することの難しい病である。もちろん、今日の〈科学〉としての医学の進歩は著しく、延命や苦痛の緩和などの技術が飛躍的に進んだことは間違いない。そのこと自体は近代医学の勝利と呼ぶべきものであろう。しかし、もはや治る見込みのない患者に対して膨大な医療費をかけて〈高度医療〉を施し、ひたすら延命を求める医療に問題はないのだろうか。また、生命維持装置を装着し続ければずっと生きることになる植物状態の患者について、私たちはどのように考えればよいのだろうか。そうした患者は、日常生活を全面的に他者に依存しなければならず、しかも、他者との最小限の関わりも持てないままに生き続けることになる。はたしてそのような状態で生き続けることが、人間の尊厳にかなっているのだろうか。それだけではない。末期患者への過剰医療がかえって死に至る人々の人間性を損ない、最後の貴重な時間を奪っているのではないかという疑問も生じる。医学が延命に努力することを否定するものではないが、スパゲティ状態といわれるような、末期患者が自分の体に何本もの管を挿入されたままの痛々しい姿で最期の時を過ごさなければならないというのは、ある種残酷なことである（澤田愛子「尊厳死とリビング・ウィル」河合隼雄・柳田邦男編『現代日本文化論（六）死の変容』岩波書店、一九九七年、一二〇―一頁）。ターミナルケアに関しての理論家でもあり、実践者でもある柏木哲夫は、次のように語っている。

現代の病院では、臨終が近づいたとき、家族は病室から出され、心臓マッサージや人工呼吸などの蘇生術が施される。無益なことかもしれないと思いながら、延命治療の一環としてなされる蘇生術は、患者に負担をかけるだけではなく、家族にもやるせない思いを抱かせているのである。

ＩＣＵ（集中治療室）で多くの機械に囲まれて、孤独な死を遂げる人や、家族の付き添いが許されないまま、淋しく死を迎える患者などは、近代医学の犠牲者ともいえる（柏木哲夫『死を学ぶ』有斐閣、一九九五年、九頁）。

末期癌のようなもはや助からない病気を告知すべきか否か、延命を自己目的としたような終末期医療の在り方をどのように考えるか、そして、なによりも患者や家族の願いを医療システムのなかにどのように組み入れていくかが、今日の医療に問われている。新聞等において私たちが目にすることの多くなった言葉、たとえば、〈インフォームド・コンセント〉〈尊厳死〉〈安楽死〉〈死ぬ権利〉〈QOL〉〈リビング・ウィル＝生前の意思〉〈バイオ・エシックス＝生命倫理学〉などは、科学中心の医療に対する異議申し立てであると解釈できよう。こうして科学主義万能ではない、人間中心の医療システムを再構築していくことが、今日の大きな課題として浮上してきたのである。それは、キュア（CURE）とケア（CARE）がバランス良く配置された医療ともいえるし、看護職の復権という文脈のなかに、現代医療を位置づける試みでもある。

ところでケア（援助）の概念は、単に身の回りの世話をするという以上に、死への不安や苦悩を背負って生きている患者に対しての精神的援助を含んでいる。その意味では、「癒し（ヒーリング＝healing）」の概念と近いものがある。「ケア」も「癒し」もともに、バイオメディスン偏重の近代医療に対する批判的視点を含意していることが少なくないし、また、医者を中心としたパターナリスティック医療に対する疑問が込められている。では、「癒し」とはどのような具体的な内容を含んでいるのだろうか。佐藤純一は、「癒し」の概念は抽象的であり、曖昧で多義的であるとしながらも、イメージの中核として次の四点が含まれているという。第一に、バイオメディスンによる疾病からの回復だけでなく、病人自身の主観的体験である病気からの解放に重点がおかれていること、第二に、医療者―病人―家族の相互共同作業を指していること、第三に、病人への〈共感と理解〉を基準においた治療方針が採用されること、そして第四に、病人への安楽感・安寧感（癒された感じ）を必須要件とした治療方針が重視されること、である（佐藤純一「現代医療における〈癒し〉の概念について」『医学哲学医学倫理』一九九一年九月号、六八―八二頁）。いずれにしても、「癒し」が強調されるのは、現代医療には「癒し」の側面が欠けているという認識があり、そうした現代医療を批判することによって、「癒し」はポジティブな価値として位置づいていく。それを具体的な医療場面で支えているのは、末期癌の患者に代表される終末期医療のあり方をめぐってのことである。末期癌は、患者を疾病から回復させるという近代医学の基本的治療理論の敗北を前提にしたものであり、また、医療スタッフの観点から見ると看護職や家族の役割が飛躍的に増加する病だからである。

終末期医療と癒された死

わが国では、手術することによって完治する確率が高い場合や、告知してよいと医師によって判断

図　「虚偽の三角形」における虚偽の告知と積極的排除

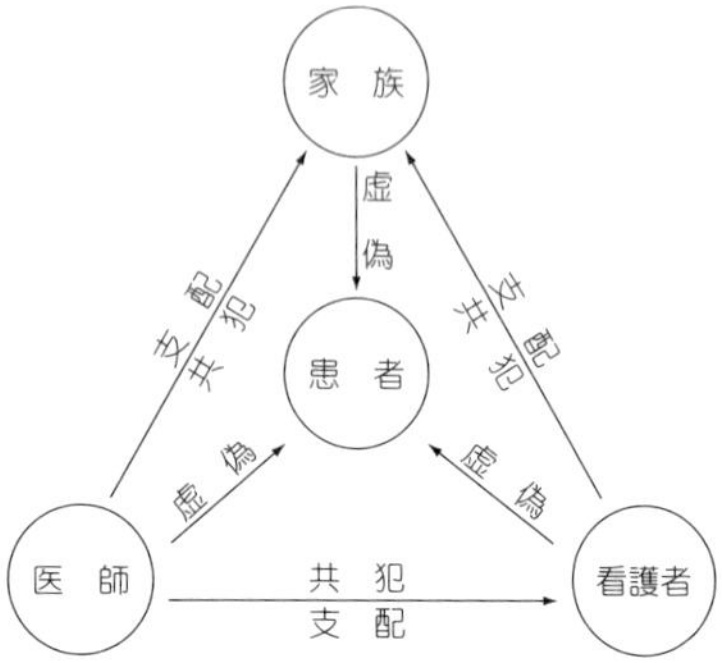

出典　佐藤純一「現代医療における〈癒し〉の概念について」81頁より。

された場合を除き、癌の告知は忌避される傾向が強い。告知しない理由は、医者の判断であることもあるし、家族の願いである場合もあるし、本人が望まないケースもある。医師や一般人への調査でみると、自分には告知を望んでも患者や家族には知らせないであろうとする人が多いことがわかる。また、進行した癌の場合には、告知を躊躇する傾向がとくに強い（森岡恭彦『インフォームド・コンセント』日本放送出版協会、一九九四年、一四四―五四頁）。その結果、医者も看護者も、そして、家族も知っていながら、本人だけが病名を知らないという奇妙な空間のなかで、あるいはぼんやりと死を予感しながら、息を引き取ることが多いのである。

佐藤純一は、こうした末期癌患者と医者、看護者、家族との関係を、図に示すように「虚偽の三角形」と表現している。まず、すべての情報を掌握している医者は、看護者と患者家族には癌であることを告知するものの、患者には嘘の病名を告知し、真実は知らせない。次にその情報をコントロールするために、患者に告知した嘘の病名を看護者と家族に知らせ、その嘘の病名で患者と接するよう要望する。こうして、患者だけが自分の「真の病名」を知らない存在であり、この三角形の中心部分に、宙吊りにされた存在として描くことができる。そして、この「虚偽の三角形」を成り立たせているのは「思いやり」である。「本人は知らないほうが幸せ」と、医者は患者のためを思って告知せず、よかれと思う治療法を一方的に選択して行う。看護者も家族も医者によって与えられた嘘を再生産し続ける。他方、患者にとっても「自分は癌ですか」と問うことは相手への疑義提示になる。そこで、人間関係に波風を立てるのを避け、自分が癌であることを知っている場合でも、医者に対して、看護者に対して、そして、家族に対しての「思いやり」として、知らないふりをする。この「思いやり」に満ちた空間のなかで、患者も医者も看護者も家族も、患者の病をめぐって「共感と理解」を感じ、そのことを通して「癒し―癒される」という「癒しのリアリティ」が醸成されていくというのである（佐藤純一、前掲論文、七八―八一頁）。

日本の文化的風土のなかで、この「癒しのリアリティ」はもっとも素直に受け入れられてきた。患者は権利を主張することをためらい、医者や看護者との間の情や信頼関係をより尊重する風土は、今なお、強固である。しかし、できれば正しく告知すべきであるという時代に変わってきつつあることにも、留意しておく必要がある。その背景には患者の人権擁護、患者の自己決定権の尊重という視点から、医療におけるインフォームド・コンセントが強調されるようになったこと、ホスピスなどのオルタナティブ医療が提示されてきたことがあげられる。不治の病だから、もう長くは生きられないからといって告知されなかったら、患者が限られた残りの人生をよりよく生きることはできない。医者は患者の受ける精神的苦悩に対する配慮から告知に躊躇するのであるが、それは医者の独善である場合も少なくはないであろう。

「患者の知る権利」や「患者の自己決定権」が優先されるアメリカでは、癌にしろ、エイズにしろ、基本的に告知がなされる。そうすると、死を前にしてどのように生きていくかが大きな課題としてクローズアップされてくる。そうした状況のなかで発達してきたのが「デス・エデュケーション（死の教育）」であり、ホスピス・ケアやターミナル・ケア（終末期医療）の考え方である。ホスピス・ケアとはすでに末期の状態にある患者とその家族が、残された時間に意味を見つけ、死ぬまでの時間を十分に生きることを可能にするためのケアであり、そのための特別の施設がホスピスである。ホスピスが、欧米諸国と比較してわが国で遅れているのは、その前提となっている告知がなされないからであり、また、宗教的な背景を異にしているからである。

告知をうながすもう一つの要因は情報公開である。情報公開への要請は時代の流れでもあり、カルテに代表される情報が開示されることになれば、医者が情報を独占することによって初めて成立する「虚偽の三角形」を創出していくことは困難になる。薬の暴露本はすでに幅広く市場に出回っており、病院から渡される薬から病状を予想することが可能ともなっている。その意味で、しばしば指摘されるパターナリスティック医療と、その範囲内での「癒し」は大きな曲がり角にきているといえよう。

告知され、それによって死と隣り合わせに生きていくことは、ある意味で辛いことである。しかし、遅いか早いかは別として、死は誰にも平等にやってくる。その死を正面からとらえ、残された日々を有意義に過ごしていくことも、意義ある死であり、癒された死であるといえるだろう。キューブラーロスの名著『死ぬ瞬間』は、突然に死と向かい合わなければならなくなった患者の、心の葛藤を描くと同時に、最後には死を受容していくプロセスを描いたものである。それを別の角度からみると、死を前にした人間の精神的な強さを物語っているとも考えることができる。もちろん、そのためには宗教や哲学の役割がますます重要になるし、看護者の役割も増大するであろう。とりわけ、宗教や信じるべき神を持たない多くの日本人にとっては、死を受容することにそれだけ恐怖と困難がともなう。人間の存在を超えた秩序に身をまかすことができないからである。その世俗的特質が、「告知」の文化を阻んできたといってよかろう。そのような状況のなかで、「癒し」や「安らかな死」を実現していくためには、看護者の役割がますます重要になるにちがいない。

一般に、看護者の役割は(1)患者のケア、(2)医者の補助、(3)医療機関の管理運営、の三点にあるといわれる。そのうち、看護者のもっとも重要な、そして独自の役割は、患者のケアである。しかし、病院の雑務に追われ、また、医者の補助者としての役割に終始することの多い看護者は、患者のケアに時間を割くことができない。その意味では、看護者が看護の仕事ができる環境を創っていくことが求められ、それが「癒し」の医療の重要な側面でもある。

2　近代社会と癒し

「癒し」の時代

ところで、私たちが「癒し」という言葉を身近に感じ、また、この言葉がマスコミに頻繁に登場するようになったのは、一九八〇年代の終わりである。そして、九〇年代の半ばになると、大きな書店には「癒し」に関連したコーナーが設けられるようになった。文化人類学を専門にする上田紀行は、この「癒し」という言葉が、これからの時代を切り開いていくための重要なキーワードになるのではないかという（上田紀行『癒しの時代をひらく』法藏館、一九九七年）。このように「癒し」が時代のキーワードになっていく背景の一つには、いうまでもなくわが国の高齢社会の到来がある。人間、いつまでも元気ではいられない。高齢社会とは寝たきりの高齢者が多い社会、病気や衰えと運命をともにしなければならない人が増加していく社会を意味する。病におかされて床にある人々が、その不安と戦い、あるいは死を眼前に臨みながら残りの人生を生きていかなければならない。とりわけ、今日の死にゆく人々にとって、その場所は病院であることが圧倒的に多くなってきた。その病院において、患者を看取るのは医者であり、看護者である。先にも述べたように、末期癌の患者であれば、もはや快方に向かうことは難しい（考えてみれば糖尿病も高血圧症も動脈硬化もみんな完治しない病である）。つまり、病を治癒するという意味での医者の役割は、もはやそんなに大きいものとしては存在しないことになる。後は、その患者が死を受け入れ、安らかな死が迎えられるよう、医療者は患者の苦しみに共感し、その痛みを分かち合うことが最大の目標となる。それが「癒し」の医療の一つの側面である。

このように「癒し」という言葉は、病院を舞台とした医療の場面で使用されるようになった。医療を科学という側面だけでなく、社会的、文化的、そして人間的な側面からとらえなおすという試みのなかで、提起されたのである。しかし、癒しは病院を舞台とした医療場面だけの問題ではない。今日の医療においては、病院から在宅療養（在宅看護）へという、大きな流れがある。この背景には、長期入院すれば国全体としての医療費の増加に歯止めがかからないという事情もあるが、同時に、自分が過ごしてきた家族や地域社会、そしてそこに暮らす人々との関係を大切にしながら生活し、残された人生を過ごすことが積極的な意味を持つと考えられるからである。にもかかわらず、病院死が多いのは、日本における住宅の貧困、核家族化の進展、病気への対応の難しさ、訪問看護システムが確立していないこと、などの理由からである（深津要「日本人の死」『死への準備教育（第二巻）死を看取る』メヂカルフレンド社、一九八六年、四二頁）。その意味で、家族自体が、癒しの場として機能していく必要がある。

そして今日では、私たちの人生や生き方そのものに関わって、「癒し」が論じられている。それは、「自分らしく生きる」「私らしさの再発見」といった心理学化された物語のなかで、癒しがキーワードとして登場してきたことと関連が深い。言い換えれば、現代に生きる人々が自分らしく生きているという実感がないこと、そのために少なからず「傷ついた」というメンタリティを持っていることの反映でもある。「ムカツク」「イラック」「ウザイ」「傷つく」「不機嫌」といった言葉の充満は、そうした時代の空気を反映してのことだろう。こうして、不登校で苦しむ子ども、ストレスの果てに子どもを虐待する親と傷つけられる子ども、過酷な競争社会のなかで疲れたサラリーマン、若者中心に進行していく現代文化のなかで疎外される高齢者など、さまざまな人が「癒される」対象として物語られるようになった。そして、癒しの音楽や絵画、星による癒し、花による癒しなど、癒しをテーマにしたグッズが私たちの社会に溢れるようになり、さらには、癒し系といわれる女優さんまで出現しているのが昨今の事情である。

近代社会の問題としての癒し

ところで、病におかされ病床に伏す人々の問題として、あるいは阪神大震災の被災者のこころとからだの回復の問題として使用されてきた「癒し」が、現代人一般の問題へと拡大してきた背景は何だろうか。特定の人ではなく、一般の人々までもが「癒し」を求めているという現実から、私たちは近代社会の「ゆがみ」や「きしみ」、あるいは「ゆきづまり」の問題へと辿りつくことができる。この点についてはさらに説明を加える必要があるだろう。

近代社会とは、個人の能力や努力によって社会的ポジションが配分される社会である。したがって、人より有利な地位を獲得しようと思えば、また、落ちこぼれないようにしようと思えば、「勉強」や「仕事」により多くのエネルギーを注がなくてはならない。個人の所属する組織（会社）は、その生き残りのために厳しい競争が要求され、個人の能力や努力を最大限に引き出すことが大きな課題となる。こうして、個人の欲望の結果として、組織間の競争の結果として、私たちの社会では業績主義や管理主義がますます猛威をふるうことになり、そのことが生きることの重苦しさを増幅し、精神的にも肉体的にも傷つく人が増えることにつながっている。癒しグッズの氾濫は、仕事に疲れた人々のリラクゼーションを図り、自己治癒力によってよみがえり、明日からの戦いに備えるための補助装置という側面を強く持っている。

さらに続けたい。人間は役割セットとして存在している。職業人、男性、父親、夫、地域住人など。そして大学教師という役割も、教師、研究者、管理者などの下位の役割で構成されている。このように、すべての人間が、複数の集団、複数の組織原理に属して、異なった役割を受け取る。ところが、業績主義がきつくなればなるほど人生に占める仕事の比重は高まるが、職業人（子どもにとっては「児童・生徒」）としての役割が肥大化しすぎると、そのなかに自己が解消されてしまう。その結果、自分が本来あるべき姿（よりよい姿）とは違った姿になってしまうという印象が増大する。しかも、そこで与えられる役割は非常に他律的で、「自分が進んで選び取った」という感覚は乏しい。こうした主体的に選びとったものでもない役割（たとえば職業人や主婦）に押し込められる事の息苦しさ、それが癒しへの欲求となってあらわれる。

それは病人についても当てはまるだろう。病人であるということは、病人らしく振る舞うということ、あるいは病人として振る舞うことを強制されるということでもある。しかし、病人であることは「私」という人格の一部分でしかない。ところが、あたかも全人格が、「病人」という役割で埋め尽くされている状態、それが今日の「病人というラベル」を貼られ、病院で過ごす人々の一般的な生き方の構えではないか。もちろん、人間は役割がないと生きていけないし、役割を通じて他者との関係を作っていく。しかし、役割にとらわれすぎたり、役割に閉じこめられてしまうと、「生きている」という感覚が感じられなくなってしまう。そうした近代社会の息苦しさが、「癒し」という言葉を、時代の流行語に仕立て上げているのである。

子どもについても同様のシナリオを描くことができる。学校の目標は、競争社会に適応できる人間の育成を一つの目標としている。このような教育目標は今ではひどく評判が悪いが、グローバルな経済競争社会のなかで日本が生き残っていくためには、国家の教育目標とならざるを得ない。そのために子どもは受験競争に参加し、選抜されていく。学校においては、業績主義、成績主義というインダストリーの精神が、それをもっとも明快に示す偏差値（点数制）と結びついて、純化された競争世界を出現させる。そのため、一日の大部分が「児童・生徒」という役割で覆いつくされてしまう。もともと「児童・生徒」という言葉は、登校中の子どもの役割に付された名前であり、下校すれば「一人の子ども」である。しかし、下校した後の宿題や通塾は学校教育を補完するものであり、児童・生徒という役割の延長上に生きているのである。放課後に多くの子どもが参加するスポーツ少年団は、選手として選ばれるための「能力主義」と、監督やコーチを中心にした「教え—教えられる」という関係を基本としており、学校化された世界でしかない。競争社会に生きる子どもは未来のために現在を犠牲にしなければならないし、ドロップアウトした少年少女には未来が閉ざされたものとして映っているので、今を刹那的に生きる以外にない。いずれにおいても、「児童・生徒」としての役割に支配されているのが今日の子どもの姿である。

癒しの概念

以上、癒しが求められている社会的、文化的背景について論じたが、では癒しとは具体的に何か。藤原はその書物の「あとがき」部分で、〈働くことのほかは、すべて癒しである〉〈「癒し」とは遊びである。「あそばせる」ことである〉〈あそびの工夫は、おのずから癒しの工夫である〉〈癒しの技法とは、つまり、あそびの技法である〉と述べてる（藤原成一『癒しの日本文化誌』法藏館、一九九七年、三一五—一九頁）。つまり癒しとは、労という効率と、義務役割などの堅い勤めの優先する時空間に隙間を入れ、あそびを入れ、仕事にこり固まった自分をあそばせることである。そのことは、遊戯やゲームなどで「遊ばされる」ことではないはずである。というのも遊びは自発的なものであり、自己を解放するものであるからだ。私たちの社会がますます管理主義的で仕事優先で窮屈になっている時代だからこそ、「遊び」＝「癒し」が求められている。

上田紀行は、「治療」と「癒し」という二つの概念を比較して、治療が障害のある部分や機能の回復であるとすれば、癒しとは存在全体に関わる言葉であること、治療が「外からの」働きかけであるのに対して、癒しは「自然治癒力」への着目であり、「内なる」治癒力に対する信頼であるという。そして、次のように述べている。

治療とは、異常な状態になった身体の部位を正常に回復させる、異常になった身体機能を正常化するといった意味あいがある。そこには、病気でない状態が健康だという、二元論的な発想がある。ところが、治療が常に癒しとなるとは限らない。癒しにおいては、常に身体が正常に復することではなく、われわれが自分自身の存在のありかを見つけだしているか、それが満たされているかという次元こそが重要であるからだ（上田紀行『癒しの時代をひらく』法藏館、一九九七年、一二頁）。

そのように考えれば、癒しとはその存在が本性、本来の姿を取り戻していくことだといえるだろう。一般に「癒し」という言葉は多重な意味を持っている。「のどの渇きを癒す」「疲れを癒す」「こころを癒す」とは日常的に使われる言葉であるが、そこには苦痛や飢えなどを治したりやわらげたりという意味が込められている。今日の癒しブームのなかでの「癒し」という用語も基本的にはこの延長上で使用されていると解釈できる。多くはストレスの発散、気持ちのなごみや落着き、瞑想にふけるといった意味合いで使われている。また、自分が周囲に受け入れられているという感覚が癒しに結びついている場合もある。精神科医の香山リカは、テレビゲームがある人々の心を癒しているとして、それを「自分は受容されているという感覚」と「新しい世界への強い参加の感覚」に求めている。プレイヤーがこの二つの感覚を、直接に与えられることによって癒されることになるというのである（香山リカ『テレビゲームと癒し』岩波書店、一九九六年、一九二頁）。ここで「癒し」は、弱ったり傷ついた心の回復といった意味合いで使われている。

　このように見ると、癒しという概念は多義的に用いられていることがわかる。一般には疾病や心の傷、飢えなどを治したり解消するという意味である。しかし、現代医療で癒しという言葉が使われるときには、病人への共感と理解が重視され、また、安楽感や安寧感を必須要件とした治療方針が採用される。また、「自己治癒力」への信頼を基礎にした治療が重視される。さらに、私たちの生きる形や社会のゆがみを前提にすると、人間としての全体性やバランスが「癒し」の重要な要素になっていることがわかる。

3　クロスオーバーする看護学と教育学

教育と看護／教育学と看護学

ところで、筆者は教育学（特に教育社会学）を専門としているが、看護と教育は多くの点で共通項をもっている。その一つは人間対人間のかかわりのなかで営まれるという点である。また、教育は「教え―教えられる」関係が基本であり、看護は「援助し―援助される」関係であるが、そのことは不平等な人間関係を内包していることを示している。人間としてはお互い平等であるとしても、恋人関係や友人関係のような平等な関係ではない。そのことは、教育を研究対象とする「教育学」と、看護を対象とする「看護学」がお互いに響きあう関係であることを示している。歴史的にみると、両者はともに専門的職業人（教師と看護婦）の養成という使命を背景にして発展してきた学問であり、今日では家族や地域社会との連携が求められているという点でも、様相を同じくしている。

教育学にとって看護の領域は、これまで直接的な研究対象とはならなかったが、興味深いテーマではあった。なにより、看護教育のカリキュラム体系のなかに教育学が重要な科目の一つとして位置づけられており、私たち教育学の専門家が看護教育に非常勤講師として関与することが少なくないからである。そうすると、「看護教育にとって教育学とは何か」、教育学はどんな役割を期待され、看護学生たちにどのような知を伝達すべきかという問題に直面することになる。主観的な感想になるが、これまで看護教育のテキストとして何冊かの『教育学』の教科書が出版されているが、このような問題意識から執筆されているものは少ない。教育学は教員養成というフィールドと密接に関わっているが、看護者養成という観点からも構想することができる。

もう一つの関心は、今日の学校教育のめざしつつあるものが、これまでの看護実践が積み上げてきたものと軌を一にしているという側面への着目である。学校教育における「教師―生徒」関係と、病院における「医者・看護者―患者」関係の大きな違いは、前者が一対多数という関係で構成されているのに対し、後者は基本的に一対一の関係であるという点であろう。しかし、周知のように学校教育においても個性尊重のトレンドのなかで、学習の個別化が求められている。今日の学校教育では、教師が児童・生徒に「教える」というベクトルよりも、「援助」や「支援」といった言葉に人気があり、子どもに「寄りそう」ことが大切とされる。子どもの立場や個性を尊重すべきであるという、今日の教育界における支配的風潮を反映してのことだが、それは看護の原理に接近することになる。その意味では、看護の場面において、大切にされ、蓄積されてきた知があり、それを取り込むことによって、教育学に新しい地平が開けてくることも考えられる。先ほどの「看護にとって教育学とは何か」という問題意識に対比させれば、「教育学にとって看護とは何か」という新たな問いの誕生である。

教育が看護の世界から学ぶこと

ふだんまったく違う世界で仕事をしている人たちが、一日だけ看護婦を体験し、その体験記をまとめた『一日だけのナイチンゲール 〈からだ〉篇、〈ことば〉篇』（弓立社、一九九〇年）という書物がある。そのなかで、体験者の一人である大熊由紀子さんは、ナースの仕事を次のように描写する。

さらに感心したのは、伊藤恵子ナースの話しかけ方だった。お年寄りの手を握り、顔をくっつけるようにして話す。おむつに手を入れるときは「ちょっと失礼しますよ」。手を抜くときは「ごめんなさいね」。相手がボケたお年寄りなのに、その誇りを大切にするしゃべり方なのである。そして、トイレに誘導して辛抱づよく便が出るのを待つ。……さらに感心したのは、病室に名札がないのにもかかわらず、患者さんと話すとき、ナースはかならず「〇〇さん」と名前で呼びかけることだった。寄る年波で名前のど忘れが激しい私は、ただ感服するばかり。名を呼ばれることで患者は「ナースに尊重されている」という安心感を持つことができるように思う（〈からだ〉篇、一二〇頁）。

ここには、一人ひとりを認め、その自尊感情を大切にするという「教師と生徒の人間関係」においてもっとも大切な事柄の一つが集約されている。さらに、この書物のなかで木村治美さんは、自らの体験で特に印象に残ったことを次のように語っている。

看護婦さんの数ある仕事の中で、もっとも重要なのは、不安と絶望にさいなまれている患者さんの話し相手になってあげることにちがいありません。それはたぶん六〇代とおぼしき老婦人でした（中略）もし私の聞き取りにまちがいがなければ、もう手術をしてもみえるようになる可能性はほとんどないから、そのことを一緒に屋上にでも出て、だんだんに話していかなければならないとされていたご当人です。

「私は一生懸命がんばっているんです。たとえ九九パーセントだめでも、一パーセントの可能性が残っていればそれに賭けてみようって。自分で生活ができるようになるだけでいい、どうしてもそのくらいはみえるようになりたいと思ってね」老婦人はいつまでもいつまでも同じ言葉を繰り返しているのでした。「そうね、そうね、がんばりましょうね」看護婦さんも私も、そう相づちを打って、うなずいてあげるしかありません。「もうあなたは二度とみえるようにはなりませんよ」という真実は口がさけたっていえません。かといって「がんばればみえるようになりますよ」という嘘の励ましも絶対にいえない。この老婦人は、こうやって苦しみ絶望し、やがて自分の運命をみつめ受け入れていくことになるのでしょう。目がみえなくなっても生きていかなければいけないこと。それなりに生きていく覚悟ができていくでしょう。そのすべての段階においいて、看護婦さんは、「そうね、そうね、がんばりましょうね」と声をかけ続けるほかありません。そのときどきの感情を共感を持って受けとめてあげるだけです（〈からだ〉篇、三四―六頁）。

病院で患者が死と直面すること、未来に対する不安を感じること、衰えを感じること、その人間としての宿命を共有し、励まし、そして心を癒していくことが看護者としての役割である。確かにそれに比べれば、教師の生徒に対する働きかけはもっと積極的である。運命を共有するというより、運命を切り開いていくこと、未来に羽ばたいていくことが教育には求められている。しかし、明日に向かって羽ばたくといっても、疲れた翼は休めなければならない。

人の一生は両義的で、人生とは夢や希望を実現していくことであるが、同時に、傷つき、打ちのめされることでもある。成長するとは、豊かに思えた可能性が一つ、また一つと失われ、自分の客観的な能力を見きわめて子どもの頃から育んできた夢を捨てていくことでもあるのだ。前途洋々の人生は、みんなの前にあるわけではない。それでも子どもは、人生を前に向かって、未来に向かって生きていく。教師にとって重要なことは、ただ激励することでもなければ、叱咤することでもなく、その挫折を共感的態度で受け止めてやることだろう。

〈まえのめり〉の時間意識と癒し

浜田寿美男は鉄棒ができない子どもに対して先生や級友が「がんばれ」と声をかける場面について「気の小さい彼は、この嫌悪すべき鉄棒を拒絶して逃げることもできない。彼にとって『がんばろう』ということばが、このときどれだけ残酷な響きをもって聞こえたであろうか。表向き共感的な励ましの見かけをとっても、それは実質的には共感性を欠いた非難であり、攻撃ですらある」と述べている（浜田寿美男『いま 子どもたちの生きるかたち』ミネルヴァ書房、一九九八年、八四―五頁）。

近代教育は、人々のなかに強迫観念を植えつけてきた。小柳は、知的情報の伝達が学校教育の表の目標とすれば、脅迫性を高めることは裏の目標であったという（小柳晴生『学生相談の「経験知」――大学における臨床心理』垣内出版、一九九九年、四一頁）。これを教育学の言葉で翻訳すれば、表の目標が「顕在的カリキュラム」、裏の目標が「潜在的カリキュラム」ということになろうか。「より早く（速く）」「無駄なく」「努力」「根性」「頑張る」という言葉こそ、強迫性を強めるためのシンボリックな表現であるといってよい。この強迫性という言葉を換言すれば、現在というものが別の時間のためにあり、未来の幸福のために現在を貧しくするという論理であり、鷲田清一の言葉をかりれば、つねに前方を見ている〈前のめり〉の時間意識である。そのことが、人間の活動はたえず価値を生産しなければならない、それもつねにより多く、より速やかに、つまりはより効率的に（！）、という強迫観念を生みだしてくる。私たちの日々の行為が、何らかの価値を生産する活動として規定され、その合理性が効率性を基準として規定されるのである（鷲田清一『だれのための仕事――労働VS余暇を超えて』岩波書店、一九九六年、三三頁）。おそらく、近代において成立した学校教育は、こうした心性を人々に植えつけるという点で、もっとも体系的であり、また、シンボリックな制度であるだろう。しかし、こうした強迫性に向けた社会化は、衰え、老い、病気といった人間の宿命と対峙するときにとまどいを禁じえないことになる。というのも、それらと共存するという心構えよりも、対決し排除するという構えを身につけてきたからである。柏木哲夫が以下のような興味深い話をしている。

なくなる一週間前に、「何か先生の役に立って死にたい」とこの患者は言った。筆者はこれまでの筆者の対応の仕方について何かまずかったことがあれば、今後の仕事の参考にしたいので是非教えてほしいと頼んだ。患者はしばしの躊躇の後、「思い切って言います」と前置きして、次のように述べた。「二ヶ月ほど前、私が先生に、もうダメなのではないでしょうか、と尋ねたとき、先生は、そんな弱音をはかないで頑張りましょう、と言われました。あのとき私はもっと弱音を聞いてほしかったのに、先生は励まされたので、私は二の句がつげずに、黙ってしまいました。そしてその後でとてもやるせない思いがいたしました」（柏木哲夫『死を学ぶ――最期の日々を輝いて』有斐閣、一九九五年、一二六―七頁）。

「安易な励まし」は役に立たないだけでなく、害になる場合も少なくない。「頑張りましょう」は、末期の患者には通用しないことがある。にもかかわらず励ますのは、それが既にパターン化されてしまっていること、会話が持続することに不安を覚える医師が無意識に会話を終わらせたいと思うからだという。

一般に、医者や看護婦だけでなく、先ほどの浜田の例にもあるように、学校の教師も親も子どもを励ますことが職務上の務めだと思っている場合が多い。それは近代に生きる私たちが、無意識に身につけているところの〈前のめり〉の生き方が言語化された結果なのである。そこには、励まし努力を促すことによって問題が解決するという前提がある。しかし、世の中には努力して解決できるものもあれば、そうでないものもある。解決できないことは、あきらめ運命を受容していく以外にない。看護の世界が教えてくれるのはまさにそのことである。

近年の学校における不登校の増大は、その背景に複雑な要因を抱えており、それを解釈する全体像を今は用意していない。しかし、学校や職場が効率性と業績主義に覆われるにつれて、そうしたエートスの外部に拠り所を見出すという傾向が、子どもの世界に広がってきたことは無視しえない一つの理由であろう。また、子どもの世界での流行語としての「ムカツク」という表現。むかつきは怒りと違って、向かうべき対象がはっきりしない。なるほど「先公がむかつく」「親がむかつく」といういい方がなされるように、表向きは対象が明確であるように見えなくはない。しかし、じつのところ自分の内側に消化できない苛立ちのようなものがあるからこそ、それが「むかつき」として立ち上がってくるのだ。したがって、むかつきの成分の過半は、外の対象よりうちの気分にあるとみなければならない（齋藤孝『「ムカツク」構造』世織書房、一九九八年参照のこと）。こうした事態を前に、学校教育の世界においては、スクールカウンセラーが配置され、また、教師にはカウンセリングマインドの能力と技術が求められている。そこで重視される原理は〈共感的理解〉であり、悩みをかかえる一人ひとりの子どもへの支援であり、癒しである。誤解を恐れないでいえば、それは看護がめざしてきた方向であり、その意味では看護の原理を取り組むことによって、教育の世界が再生を図ろうとしているようにも思える。

看護者と患者、教師と児童・生徒の人間関係は似ている部分と異なる部分がある。教育は「教える」ことと「学ぶ」ことの両極原理から成り立っているから、教師を中心にした「教える」原理から教育を語ることもできるし、子どもを中心にした「学ぶ」原理から教育を構想することもできる。そして、時代の流れとしては、「個性尊重」、「生きる力」のキャッチフレーズにあるように、子どもの学びを「支援」していく方向にベクトルは向いている。これに対して看護は、もともと患者を中心に原理が組み立てられている。看護職はあくまで「援助職」であり「サポーター」なのである。したがって、看護婦—患者関係が蓄積してきた知識や技術は、これからの教育の世界にも豊かな可能性をもたらすものと期待される。逆に、学校教育の教師—生徒関係や教育学の知見が看護学に応用できるものも少なくないと思われるが、この点については指摘するにとどめておきたい。いずれにしても、看護の世界での重要な概念であった「共感的理解」や「癒し」「ケアリング」が、教育の世界でも注目されている。

おわりに

歴史的にも形態的にも病院とよく似ている施設が学校である。イリッチが病院化社会と学校化社会を近代批判の語りのなかで展開したのは、そもそもこの二つの機構がよく似ているからである。「医者・看護者と患者」「教師と児童・生徒」といった縦の関係を中心に構成されていること、人が一カ所に集められていくこと、生活が日常生活から切り離されていくことなどは、その具体的な内容である。佐藤学は、医療の近代化は、祈りや労働や憩いやケアや学びと結びついた「癒し」から「治療」の技術的な機能だけを抽象し科学化して病院という制度を築いてきた。同様に教育の近代化も、祈りや労働や憩いやケアや癒しとの連続性を有していた学びから純粋に教育の技術的な機能だけを抽象し科学化して学校という制度を築いてきたという（佐藤学「ケアリングと癒しの教育」『学びの快楽』世織書房、一九九九年）。そうした背景をもとに医学では「ホリスティック医学」が、教育学でも「ホーリスティック教育」が提唱されている。その要点は、外科的手術などの近代医療を排除しようとするのではなく、また、教育の技術的な機能を排除するのではなく、それを自然治癒力や内外環境との全体的なつながりに配慮しつつ結びつけていこうとする試みであり、祈りや癒しや労働とのつながりを回復しようという認識である。そうした全体性の概念は、癒しの概念とも通じるものである。

二〇世紀はどんな時代だったのかを別の面から見れば、人間の暮らしから「生老病死」を無限に遠ざけた世紀でもあった。生まれ、病み、老いて死ぬという人間の生物としての基本を病院など家の外に置き、機械や人工のもので身の回りをかため、人が生き物の感覚から最も離れた時代だった（『読売新聞』一九九九年一二月六日）。裏がえして考えれば、二一世紀は生まれ育つこと、病むこと、老いて死んでいくことなどの事象が、私たちの身近なものとして復権していく時代であるとも考えられる。その意味で、看護や教育にもっと光を当てられる必要がある。看護も教育も、一人ひとりの人間が、その人らしく生きられるよう支え、助けていくための営みであるからだ。

●――参考文献

V・ヴァイツゼッカー、木村敏訳『病と人――医学的人間学入門』新曜社、二〇〇〇年

佐藤純一「現代医療における〈癒し〉の概念について」『医学哲学医学倫理』一九九一年九月号

中川米造『医療の原点』岩波書店、一九九六年

石田秀美『死のレッスン』岩波書店、一九九六年
I・イリッチ、金子嗣郎訳『脱病院化社会――医療の限界』晶文社、一九七九年
ポーラ文化研究所編『自分を癒す社会学入門』芸文社、一九九七年
上田紀行『癒しの時代をひらく』法藏館、一九九七年
AERA Mook『看護学がわかる』朝日新聞社、二〇〇〇年
亀山佳明・麻生武・矢野智司編『野生の教育をめざして』新曜社、二〇〇〇年
佐藤学『学びの快楽』世織書房、一九九九年
佐藤学『学びの身体技法』太郎次郎社、一九九八年
鷲田清一『だれのための仕事――労働VS余暇を超えて』岩波書店、一九九六年
齋藤孝『「ムカツク」構造』世織書房、一九九八年
石井誠士『癒しの原理――ホモ・クラーシスの哲学』人文書院、一九九五年
中沢新一ほか編『一日だけのナイチンゲール　〈からだ〉篇、〈ことば〉篇』弓立社、一九九〇年
『談』編集部編『パラドックスとしての身体――免疫・病い・健康』河出書房新社、一九九七年

第2章

病いの経験について

苦悩と自己納得をめぐって

桐田克利

はじめに――経験としての病い論

病いの経験は、身体的なものであれ精神的なものであれ、自明な日常生活の停止であり、挫折や弱さ、孤独などの苦悩をもたらす。もちろん病いといっても千差万別であるが、ここでは、死にゆく病いの経験が典型的に病いの経験を示すという観点に立とう。そうした病いの経験は、しばしば死のイメージを喚起しやすく、その恐怖にとりつかせる。死にゆく生の苦悩を含む病いは病む人自身の根源的な私性として経験される。病いはまた、病む当人を他者の助けに依存せざるをえない者へと変える。それゆえ病む経験の苦悩は、病いそのものの苦悩のうえに、病む人の対人的苦悩をつけ加える。

しかし、病いの経験は苦悩にとどまらない意味をもつ。病いの経験はただ単に負のイメージとしてのみ意味づけられるわけではない。死を自覚した病む人が、そのことによって精一杯生きようと決意する事例も決して少なくない。その生の充実は、病いや死の否定的イメージからのさまざまな転換を伴い、しばしば自然や他者への感動と切り離しがたく結びついている。目に入る対象が生き生きとして病む人にとらえられる。生き生きとした感情は、光が闇のなかで最も輝くように、病いや死の発する無意味感の果てに生じるだろう。死の際立つところに生の輝きがある。生命感の躍動と生の充実感との結びつきに、私たちは病いの苦悩から抜け出す原点を見出すことができるにちがいない。しかしその可能性は、日常的な欲望を断念するという不断の苦悩を乗り越えることを要してもいる。社会の秩序に囚われた日常生活者は正常であることの当たり前さを生きており、自明な日常生活への違和感は、それへの囚われを前提としているからである。それゆえ病いの経験は、人それぞれであるが、苦悩から断念へ、断念から再生へとつながってもいる。

病いや死にゆくことを人間の経験としてとらえることは、自然科学的にはとらえられない、主体の生の全体性の回復をめざすことであり、病いや死にゆくことを単に個人的な心理の問題とするのではなく、社会的な問題とするとともに、個人心理や社会を超えた存在の地平へとつながる視点を示すことにある。病いや死にゆくことが社会的存在の根底にある人間存在の深みを垣間見せることにもなるからだ。

1　関係としての病い

病いの個人性と社会性

病いから回復あるいは死に至る過程には、多くの場合病む人の眠られぬ夜が何度も繰り返される。病む人は、生きることの無意味感に陥り、病むことの苦悩にとらえられる。自明な生活の喪失は、身体の病いであれ精神の歪みであれ、生の疎外として経験される。身体の病いは身体的痛みと同時に苦悩する意識を伴い、また精神の歪みも何らかの身体的痛みを伴うだろう。重い病いは病者を苦悩の闇に引き裂くだけであるにちがいない。病いに伴う身体的苦痛は自己が自己であることを不可能にさえする。その苦しみからの解放が自己を保持する必要条件である。身体の痛みにさらされるなかでは、意志をもつ人間の平静さを保つことはできない。その痛みをコントロールする医療の進歩に期待するよりほかはない。

病む人は、身体的苦痛をある程度脱しても、精神的苦悩から脱することができないかもしれない。交通事故に出会って身体の障害を被った得永幸子は、それを契機として意識の歪みに陥る。時間の停止と意識の錯乱が襲うのだ。彼女はそれを「洪水」と呼んでいる。「『洪水』に襲われている間、私は今の関係世界を生きられない。ついさっきまで、期待をもって待ち望んでいた未来の計画に対する関心を失い、ふとんにもぐり込んで『洪水』が去るのを待つ。その度に感じるのである。『私はあのときに死んでしまった。今生きているのは亡霊だ』」（得永幸子『「病い」の存在論』地湧社、一九八四年、一六二―三頁）。こうした「洪水」のなかでは思考能力も働かないだろう。激しく、しかも長引く身体の痛みや精神的苦悩も同様である。とくに、致命疾患の認知から死ぬ瞬間までの期間に、気も狂わんばかりの苦悩を一度も経験しないという人は少ないだろう。そして、それは誰にも代わってもらうことのできない、一人負う苦悩にほかならない。自分自身を支配する感覚を失うことは、それを当たり前にしていた人にとって大きな脅威だ。失われた自己統制感覚は孤独の苦悩へと通じている。病いのなかで病む人は孤立をよぎなくされる。しかし、病いは孤立のなかで独り負うものとしてのみ現れるわけではない。

日常生活の自明性の停止としての病いは、社会的な意味にもとづいて個人的な経験として現れる。病いや死に対する現代の一般的態度は、それらの否定であり、「健康な生」の肯定である。病いや死を忘れさることによって、生を享受しようとする。それゆえ、ヴァン・デン・ベルクは「まったくなんの準備もない人にとって、病気と死はいつでも驚きなのだ」と述べ、「幸福で健康なうわべの生活の底には恐怖がある」と指摘している（J・H・ヴァン・デン・ベルク『病床の心理学』現代社、一九七五年、二七頁）。病む人はそのような現代的傾向を反映せざるをえない。人びとの意識を支配する社会の原理は、彼らがそれを信じているがゆえに、死の呪いによって強靭な身体を滅ぼされたり、病いを癒す魔術によって健康を回復する力ともなる（M・モース『社会学と人類学Ⅱ』弘文堂、一九七六年、四三―七二頁）。

経験としての病いや死にゆく過程はそうした社会的な意味づけとそれを超えた独自な意味づけとのせめぎあいの場でもある。

経験としての病いは関係としての病いでもある。それは個人の社会的な意味づけに影響するだけでなく、周りの人たちとの関係のなかで確定されるものでもあるからだ。病む人は、一般に生きる世界と「正常」に関わる自己操作能力を喪失し、自分以外のものに依存せざるをえない。「病気と治癒とは、いずれも〈他の人びとといっしょに〉起こる」（J・H・ヴァン・デン・ベルク、前掲書、一三八頁）のである。

病いの自覚と専門家の診断

病いは、一瞬の身体的変化とともに現れる場合もあれば、ちょっとした身体の不調や小さなできものの発見から徐々に大きな身体的不調へと進んでいく場合もある。わが国のような近代産業社会においては、一般に専門家の診断の結果として「患者」という地位と社会的役割が与えられ、治療と援助の公的な対象となる。「患者だから入院するのではなく、入院したとたんに『患者』になってしまう」（田中育美『わが命のしずくなれば』長征社、一九八六年）とか、「病院に入ったら、本当に病人になっちゃう」（古賀伸一・古賀さき子『一幕の夢――人形劇俳優古賀伸一の愛と死』田畑書店、一九八四年）と感じたとしても不思議ではない。社会を代表する医師の支配下に「病者の役割」が公式化されるのである。病人の役割は、「㈠自分の病気の治療を受け、㈡医者の指示に従い、㈢病人の役割を逃がれてはならない」（A・R・リンドスミスほか『社会心理学――シンボリック相互作用論の展開』恒星社厚生閣、一九八一年、四六八頁）ものとして規定される。医師の下す「疾患」と経験主体の感じる「病い」との間にはズレがあるけれども、医療者の下す「疾患」のもとに、病む人は自らの病いをはっきりと自覚しやすい。「病者の役割」は、社会的な責任や自己管理を公式に免除され、病気の治療に専念する特権を与えられることである。その役割を与えられなければ、治癒も期待できにくい。医師をはじめとした他者に自己を委ねることは、治癒のために必要であるとともに、屈辱を甘受しなければならないということでもある。なぜなら、患者になることは、「道具的対象」として扱われることを、受け入れざるをえないからである。

一人前の人間のように話かけられて、彼は驚きに近い気持を味わった。だが同時に彼は　品物扱いにもされるのだ。若い看護婦は彼の掛ぶとんをはいだ、そして彼は体の自由がきかない老人みたいに、腰に何もつけず、両足のあいだに洩れる溲瓶をはさんでいるのをしぶしぶながら認めた（G・シムノン『ビセートルの環』集英社、一九七九年）。

私たちが、医師に見てもらおうとするのは、一般的には、身体の不調に伴う不安を前提にしており、それを治してもらおうとするからである。医師の診断は、大丈夫という保証を与えるものとして、期待されている。しかし、医師の診断を受ける人あるいはその代理人は、その保証を与えられてもいっこうに回復のきざしのない現実に不安を高めるかもしれない。「三時間待って、わずか三分間の診察」で片付けられた子どもの好転しない症状に、高まる不安を抱えた親たちは「あちらの皮膚科、こちらの小児科と医者を変え、いくつもの薬局でいろいろな薬を買い求め」当惑した日々を送らざるをえない（高橋穏世『真紅のバラを三七本』新声社、一九八三年）。そうした経験をする人たちは医療不信に陥っても当然であろう。病む人たちは、病院をいくつか変えながら、信頼できる医師に出会うことも多い。だが、病む人の感じる病いに当てはまる「疾患」は、必ずしも大丈夫という保証を与えるものではない。医師の診断を受ける人は、その保証をもらうかわりに、すぐさま入院しなさいとか、別の専門医の紹介や精密検査の指示を受けたり、ときには不治の病気であると知らされたりする。軽い病気であると思っていたのに、重い病気であるという結果を知らされる人、あるいはそのような予想を抱く人は、信じられない思いにいっそう駆立てられるだろう。

入院の必要があると告げられる人は、重い病気かもしれないという不安を隠すことができない。入院は公的に健康と病気を分けるひとつの区切りであるからだ。人は入院にさいして、見知らぬ場所への不安や病気、死の不安をもちやすい。一般に、一週間ほどで入院時の不安を後退させ、ある程度入院生活に慣れる段階が次にやってくるという（藤原作弥『聖母病院の友人たち――肝炎患者の学んだこと』新潮社、一九八二年)。しかし、回復見込みの保証を与えられても、二ヵ月以上の長期入院が続けば「絶望と自棄の周期的パニック」に陥ることもあろう。そのうえ、入院にはしばしば手術が伴い、そのことが患者の病気に対する不安をいっそう高める。もちろん、それが回復可能な病気と回復不可能な病気とを分けるわけではない。ほとんどだれもが回復可能性を信じて手術を受けようとするからである。

重い病いではないかという不安は、しばしば病名を知ろうとすることと知りたくないという矛盾した願望となって現れる。悪い予想が的中したとき、人は正確な症状を知ろうとしたがらない。死につながる「がん」を宣告された精神科医である西川喜作は「自分から症状についてあれこれきく気にはなれなかった。いやむしろ正確な症状を告げられたくなかった。知りたくなかった」と書いている(西川喜作『輝やけ　我が命の日々よ』新潮社、一九八二年)。病名がわからないことに伴う不安が「がんだ」という方向において止まる瞬間、当面の大きな悩みからはとにかく解放される。しかし、それは新たなより深い苦悩へと繋がっている。そうした場合、「もう手遅れかもしれない」という気持ちとかすかな希望との新たな動揺が少しずつ芽ばえながらも、それ以上の「正確な症状」を知ろうとするにはまだまだ時間が必要になろう。

病いの情報をめぐる対応と相互作用

病いの経験は回復に向かうこともあれば死へと傾くこともある。回復と死への両方向への可能性は、

「死の情報」をめぐる相互作用のパターンを、相互開示と相互隠蔽の両極をもつものとして現れさせる。ストラウスらは、臨終状況を患者と他の人びと双方の相手に対する身元証明（アイデンティティ）についての情報をもとにして、「オープン」認識文脈、「閉鎖」認識文脈、「疑念」認識文脈、「相互虚疑」認識文脈という四つの類型に分けて、そのコミュニケーション状況を分析している（B・G・グレイザー／A・L・ストラウス『「死のアウェアネス理論」と看護――死の認識と終末期ケア』医学書院、一九八八年）。

「オープン」認識文脈は、相互作用をする双方が、相手の本当のアイデンティティを知っている場合に存在する。つまり、双方ともが、死が近づきつつあるという知識を共有しあっている。それに対して「閉鎖」認識文脈は、相互作用する双方がともに相手のアイデンティティや意図を知らない場合である。末期患者も家族もともに回復後の楽しい夢を描いて会話を交わすかもしれない。しかし、一般的には、医療スタッフは遠からず死を迎える患者を予測しうるから、末期患者と医療スタッフ間では、閉鎖認識文脈の相互作用は起こりにくい。末期疾患の場合、医師はたいてい家族の責任ある立場の人にその事実を伝えるけれども、それが家族全員に伝えられるとはかぎらない。事実を知らされた息子は、患者の妻である老いた母にだけ知らせないかもしれない。そうした場合、老夫婦間の相互作用は「閉鎖的」認識文脈において起こる。

「疑念」認識文脈は、相互作用の少なくとも一方が、他方のアイデンティティを疑う場合である。自分が末期疾患であるのではないかと疑って、病院スタッフあるいは家族の者に聞いても何も知らせてくれないという場合である。あるいは、患者と病院スタッフは事実を知っていて、家族の者が排除される場合もあろう。「相互虚疑」認識文脈は、双方の側が、お互いのアイデンティティを完全に知ってはいるが、知らないかのように行動する場合に生じる。医師によって告知されない患者が何かの機会に自分の病名を知っても、知らないふりをして医療スタッフに応対するかもしれないし、医療スタッフも末期疾患であるという事実を隠してその患者に応対しようとする場合もあろう。また、互いを思いやる夫婦もともに死にゆくという事実を隠して逆の前提のもとで演技を展開するかもしれない。

病む人は、自ら望んで事実を知ろうとするだけでなく、何らかの機会に病名を知ったり、告げられなくとも何となく気づいたりする場合も少なくない。長引く病いと身体の痛みがおのずから病気の重さを教えることもあろう。病名を知った患者はそのメリットの方に傾こうとする。死が近いということを知ることは落着をもたらすことがある。がんではないかという疑惑に怯え、「神経質で気が小さい人間」と見られていても、がんであることを知って、「堂々と落ち着いて、笑みを浮かべて手をさしのべる」ことさえある、といわれる（徳永進『死の中の笑み』ゆみる出版、一九八六年）。がんを知った後の短いが充実した人生を生きた原崎百子も「自分の状況が分かるということ」によって「落着きを」を与えられるという。「自分の病気の真相を知って良かった点」について、彼女は精神的安定と同時に「大変冷静に自分の体を観察できること」をあげている（原崎百子『わが涙よわが歌となれ』新教出版社、一九七九年）。がんの再発を繰り返し四〇数年の生を生きた栗田美瑳子も、治療の点からだけでなく

「自分の人生」を考えることにおいても「ガンと知ったことはよかった」と応えている。それに対して、「ガンとの闘いの期間中、不安といら立ちの大きな原因となったのは、正確な情報が得られないということ」にもあった（柳澤桂子『愛をこめ　いのち見つめて――書簡集　病床からガンの友へ』主婦の友社、一九八六年）。がん告知の条件の一つとして「患者が知りたい気持ちを強く持っているから」という理由があげられている。そして「ほんとうのことを知ってよかった」という報告も多い。だが、患者は気難しいものでもある。人工肛門の手術を希望した患者が、そうなってみるとしなければよかったと思うことだってありうる。「嘘でもいいから本当のことをいってほしくなかった」という患者がいても不思議ではない。認知的解決は感情の解決をもたらすとはかぎらない。死にゆく生を生きる人は、残される者とは異なって、死にゆく病いの事実をめぐって、激しい動揺を経験せざるをえない。

2　病む人と医療関係者

医療関係者と患者のすれちがい

私たちの社会においては、病いは病院という場面のなかでの治療と看護をめぐって展開されやすい。病院を代表する医師やナースなどの医療関係者は、「してあげるという思い」の独善や共感なき自己防衛の優先に陥りやすい。反省を込めてナースたちは次のように語っている。「無意識のうちに抱いている、してあげるという思い、この無邪気で無神経な独り善がりが、どれほど多くの場面で対象となる人々の気持を逆撫でし、あるいは深く傷つけたり、場合によっては、恨みを買うことにさえなりかねないのだ」（長畑望登子「私の大学——生と死のはざまで」メヂカルフレンド社編集部編『いま、看護婦として』メヂカルフレンド社、一九八四年）。「看護という行為において、他者への働きかけの形をとりながら、自分自身に向ってしか関心をはらえないでいることがどれほど多いことだろう」（山本知佐子「私を生かし続ける学びの体験」前掲書）というナースは、そのことを十分わきまえるのに長い年月を要したという。

疾患の診断と治療あるいはケアに関する独占的権利は、医療関係者側の能動的役割に対する患者側の受動的役割として現れやすい。それは医療に関する技術的な処置に対してだけでなく、コミュニケーション的関わりにおいても同様である。医療関係者の患者に対する権威的態度は、患者の医療関係者に対する依存的態度によっていっそう促進される。組織のなかで働く人間は、「組織の常識」に縛られて、「人間性の大切さ」を欠いた対応をしてしまうこともある。

「私達はプロですから」——看護婦さんたちは、よくそう言いますよ。でもね、僕は思うわけ。看護婦さんは、そりゃ、プロじゃないと困るけど、……なによりも人間らしい思いやりのある心を持ってほしいと思う……要するにプロである以前の、人間としての大事なものが欠落してるんじゃないかと感じることが、ときどきあるんです（宮内美沙子『看護病棟日記』未来社、一九八七年）。

患者の依存的態度は、医療者がそうであるように、病院のもつ権力システムに対する自然な反応でもある。「患者」になることは、病院という特定の施設にふさわしい者になることである。それは、無力化を伴う「剥奪過程」にさらされることにほかならない。この剥奪過程とは、ゴフマンによって命名された概念であり、精神病院のような個人の市民的自由を奪う全面的拘束施設に入所するための強制的な手続きと儀式に組みこまれることを意味する（E・ゴフマン『アサイラム――施設収容者の日常世界』誠信書房、一九八四年）。そうした過程は、一般的な総合病院の患者にも当然当てはまるであろう。この個人の自律性とアイデンティティとを奪っていくプロセスは、病院が個人を「待たせること」として始まる。それは「個人的降伏の雰囲気」をつくりだすうえで役立つ。また、割当てられた病室へ入ると、入院用の衣装に着替えることが要請されている。待つことや脱衣は、もちろん、病院のなかでのふさわしい行動様式をできるだけ自然な形で受け入れる形式を与える。このようにして、私たちは病院という場面にふさわしい行動様式を課せられ、自律性やアイデンティティの喪失した依存的反応をよぎなくされるのである。

役割の相違は、学生と教師がそうであるように、患者と医療関係者との間でもすれちがいをもたらさざるをえない。沈黙や拒絶で答える患者は、「反抗的な患者」というレッテルを貼られることがあっても、医療関係者側の反省をうながす契機として受けとられることは少ない。また、「援助者」（医療者）の言うことを素直に聞く患者も、従うことの利点を優先させる自己規制であったり、それ以外に手段をもたないためである場合も多い。そのうえ、援助する者は援助される者との断層や対立を、援助される側の「問題」として解釈しがちである（得永幸子、前掲書、二一―二頁）。ゴフマンは、精神病院での観察において、患者の「組織に対する離反的態度」が管理者側によって、入院を正当化する証拠として解読されることを示している。不満を示せば示すほど、その患者はいっそう病状が悪化したものとして扱われるのだ（E・ゴフマン、前掲書、三〇二―三頁）。しかし、不当な扱いを受けていると感じるとき、私たちはそれに対する不満を表明するものである。医療者と患者のすれちがいを患者の「問題」として解釈する医療者の態度は、患者自身の「問題」（病い）のうえに、医療者の「問題」（善意の押しつけ）を患者に負わせることになる。管理する者たちは、管理の既成の枠組みから管理される者の行動を解釈し、その枠組みそれ自体を問うことにまで視野を広げようとしない。管理の自明性は、自明であるがゆえに管理者に疑われないという性格をもつのである。

ナースのやさしさと冷たさ

患者と医療関係者の間には不一致があって当然であろう。だからこそ、それらを理解し、そのうえで相互の距離を埋めていく努力が必要である。医療関係者はその仕事を意義のあるものにするためにも、たえず自己を点検することを要請されている、ともいえよう。「優しくできる人にだけ優しくするのは、看護婦ではない」（長畑望登子、前掲書）のだから。そしてまた、「タフ」な私立探偵フィリップ・マーロウが語るように、「やさしさ」は「生きる資格」でもある。もちろん、やさしさが専門的知識や技術の欠如を補うものであってはならないだろう。当然、医療関係者はそうした知識や技術を前提としたうえに、なおかつそれだけではない人間味のある接触を要求されている。

患者はナースからやさしく親切に扱われることを願っている。ナースもまたそのように振る舞うよう教えられ、実行しようと心がけているだろう。「白衣の天使」というナース像は、病院経営者によるナースの労働条件の劣悪さに利用されてきたものでもあったが、患者にとっては共通のあこがれである、といってもよかろう。「生命をとりもどすために看護してくれる人」は、それを生活手段の職業としているにしても、「いくらか自己をも捧げている」人であり、患者にとって手際よく仕事をこなすバイタリティあふれる存在であるとともに、「青春と生命」を代表してもいるからである（G・シムノン、前掲書）。また、ナースたちもしばしば好んで言及するといわれるように、ナースの患者に対する役割は、「身体的かつ精神的な慰め役」である（E. C. Hughes, Studying the Nurses Work', 1984, p.314.）。ナースたちは、患者とともに生きるという看護の理念のなかで、それを実行できるように教育されていく。それゆえ、ナースの「やさしさ」は職業的な要請ともなり、「やさしいナース」が数多く誕生するのである。

肝炎患者として入院した藤原作弥は、笑顔を絶やさず魅力的なナースたちや看護学生たちの印象を

「時には母のように、姉妹のように、妻のように、恋人のように、娘のように……誠に変な妖精たち」と表現し、ユーモアと笑顔にあふれたナースたち、患者とともに遊び、友達としてさりげなくつきあう看護学生たちの姿を、生き生きと描いている（藤原作弥、前掲書）。

私たちは接触する他者に応じて態度を変える傾向をもっている。親しい相手には心を打ち明けたりユーモアを投げかけやすいが、不安な相手には自己防衛の姿勢を崩さなかったり、ぎこちなく振る舞ったりするものである。好きな相手と嫌いな相手では対応がまったく異なる場合もある。同じ相手に対してさえ、自らのそのときどきの気分に左右されて、やさしくもなれば、冷たくもなる。患者の場合、接触するナースによって看護の質が大きく左右されるので、どのようなナースに出会うかということが重要な問題となる。

心ならずも患者となる人は、ナースに一般的な水準以上の期待を寄せることになるかもしれない。病いのなかで最も頻繁に接触し、熱心に世話をしてくれるのはナースだからである。全身不随の闘病生活をよぎなくされた星野富弘は、ほとんど飲ます食べずの状態にあるときに飲食しやすい形でジュースやアイスクリームを持ってきてくれたり、桜の見える位置にストレッチャーを止めてくれた、ナースのさりげないやさしさに少なくない感謝を綴っている（星野富弘『愛、深き淵より。』立風書房、一九八一年）。彼はまた、闘病生活を支えるうえできわめて重要な要素となった書くことへの契機に関連して、「その姿勢で字を書いたらどうでしょう」と示唆してくれた看護学生や「はじめて絵の具を送ってくれた」看護学生にも感謝している。病院におけるこの「ささやかな人間性」の重要性について、キューブラー・ロスは次のように述べる。

患者はしばしば、看護してくれる人、わずかの時間を割いてくれる人に、ほとんど誇張されたともいえるほどの感謝を表わすことがある。かれらは、新しい機械装置と数字だけが充満した忙しい世界のなかで、こうした親切を奪われているのだ。だとすればささやかなヒューマニティの匂いがこれほどの圧倒的な反応を誘発するとしても、けっして驚くにはあたらない（E・キューブラー・ロス『死ぬ瞬間』読売新聞社、一九七一年、二八六頁）。

ナースの「オフィシャルに振る舞うべき」ときと「非公式な彼女自身を使うべき」ときとの敏感な使い分けは、患者の「独自性感覚」や「人間的価値の意識」を大切にすることにつながっている（H・O・マウクシュ「病院で死ぬことの意味」E・キューブラー・ロス編『続死ぬ瞬間――最期に人が求めるものは』読売新聞社、一九七七年、五四頁）。患者もまた、ナースという社会的役割とその役割についている人間としての応答とを敏感に区別するのであり、ときどきの人間的な応答のなかに役割を超えた人間同士のふれあいを感じとるのだ。

3　生成の流れと自己納得

感情の表現と事実の受容

一般的には身に起こった悪い知らせに対する最初の反応は否認である。その否認は事実の前には無効化されざるをえないだろう。否認に徹し切れないとなると、自身に起こった不運を怒り嘆く状態が続きやすい。責任を転嫁できない怒りは、接触するだれかれとなくやり場のないものとなって表現されるとともに、自己を呪う言葉となって内向する。いくら親切にされても感謝の気持ちさえもてないこともあろう。膠原病という難病を生きる少女は「母や、級友たちが、手伝って助けてくれても、感謝の気持をすなおに持つこともできなかった。まわりを見るゆとりなどなく、ただ自分のみじめな姿しか見えなかった」と述べている（西方美智子『野あざみは生きる――絶望とたたかう青春』立風書房、一九八五年）。また、言語障害を含む身体の自由をほとんど奪われる難病「脊髄小脳変性症」にかかった少女も「どんなに気ばっても、明るくふるまおうとしても、まっすぐに歩いている先生、妹、弟、友達を見ると、自分が惨めになってしまう」と内面を吐露している（木藤亜也『一リットルの涙――難病と闘い続ける少女亜也の日記』エフエー出版、一九八六年）。

怒りやみじめさの感情は、患者の病いに対する抵抗として解釈することができる。感情の表現は事実を受け入れる前段階でもありうるからである。病む人はいつまでも怒りやみじめさにとりつかれ乱暴やコミュニケーションの断絶を持続させるかもしれないが、それらとは異なる抑鬱あるいは悲哀の感情にとらわれるときもある。話を聞いてくれて共感し慰めてくれる相手をもつとき、私たちは鬱積した感情や悲しみを表現しやすい。病む人は信頼できる相手に苦しみや悲しみを打ち明けたいという欲求をもっているのだ。怒りや悲哀を表現することにはカタルシスがあるけれども、それ以上に悲哀を克服させる要因は「悲しむ者に寄せる周囲の人々の共感であり、温かい支援と交わり」である（宇都宮輝夫『生と死の宗教社会学』ヨルダン社、一九八九年、二一八頁）。死にゆく者にとって「最大の助け」は、「残される親しい人たちが与えることのできる変わることのない細やかな愛情を証す身ぶり」であるとエリアスもいう（N・エリアス『死にゆく者の孤独』法政大学出版局、一九九〇年、四五頁）。落胆している人は、慰め励まされることを必要とした人なのである。

悪情報を被る個人の対人過程は、他者への依存と共謀的慰安を成立させ、秘密や感情の表明を受け止めてくれる相手を求める。一人では耐えがたい重荷を分けもたれることによってそれを軽減させる。他者との感情的共有に助けられて、私たちは事実に対する認知的解決や感情的解決をはかろうとする。もちろん、多くの助けを必要とする人もあれば、少ない助けですむ人もあろう。どちらにせよ、他者に助けられて、個人の主観的意味操作が容易になる。たとえそれが深層から湧き出る感情の解決をもたらさないとしても、である。

後悔と断念

病む人はその苦悩を自分自身で背負わなければならず、自分自身でそれを乗り超えなければならない。愛にあふれた環境にあっても、死にゆく病いにある者と看取る者の間には、その物理的近接のなかに心理的距離が感じられるだろう。すでに述べたように、病む人は眠れない苦痛の夜を一人で過ごさなければならないのであり、病いの苦悩を一人耐えなければならない。そのなかで過去や未来への想いがめぐるだろう。十分に生きていないのに、近づく死を迎えなければならないことは、死を否認しもっと生きたいという思いを抱かせる。日常の生活は未来に向けられた関心にもとづく現在として成り立つ。そのかぎりにおいて、過去も未来に連続するものとしてある。しかし、死の不安におののき十分に生きられない現在は、閉ざされた未来を先取りし、後悔の苦い味で色づけされた過去をつくりだす。生きてきた過去への後悔は「生きられなかった過去」として現れる。閉ざされた未来は、だれしも「子どもが自立できるまで」とか「後一年生かして欲しい」などという生命の延長を願い（キューブラー・ロスはこの心理過程を「取引」と表現している）、運命を司る者にそのように申し出たくさせるだろう。閉ざされた未来や生きられなかった過去は、現在から切り離され固定される。それは流れない時間として現れるのだ。

しかし、死を意識する人は、後悔や取引に心奪われた状態にのみとどまっているわけではない。まだ死は向こうにあり、気弱な心を振り払い、現在を積極的に生きなければならないからである。残された生を一生懸命生きることに心砕くことは、過去をふりかえり悔いのない生に慰めを見出すことでもある。ジャンケレヴィッチは不完全で消極的な甘受としての「事後的な断念」と運命を受容する「先験的な断念」とを区別している（V・ジャンケレヴィッチ『死』みすず書房、一九七八年、一八七頁）。「事後的な断念」には隠された欲望があり取り返せない過去への後悔が伴うのに対して、「先験的な断念」には未来の運命をあらかじめ受容する覚悟が示されている。キューブラー・ロスも「断念」とはいくぶん異なるが、死にゆく過程の一つの段階として「抑鬱」を取りあげ、それを「反応抑鬱」と「準備抑鬱」とに分けている。前者は失われた過去に対する後悔の念に色どられるのに対して、後者は末期にある病者が「過去の喪失からでなく、さしせまった喪失を思い悩むことから生じる」もので、死を受容するための準備となる段階である。反応抑鬱の段階においては、医療従事者は元気のでるように明るく積極的な働きかけを要するが、準備抑鬱の段階にある患者には「ことばによらず、むしろ手を握るとか、髪をなでてやるとか、でなければただだまってそばにすわっているだけのほうが、ずっと望ましい」（キューブラー・ロス『死ぬ瞬間』一二二—五頁）。

運命の受容を拒否するのは日常的な欲望である。欲望は対象への執着をもたらし、死そのものを生のなかから排除する。それゆえに欲望を否定することによって、はじめて運命を受け入れることができる。がんの再発を迎えるなかで、死を見つめながら「私はこの五年近く十分闘ったと思う」という人は「私はあの時死んだ。確かに一度死んだ。今の私はおまけの私だ。おまけである以上、無心にならなければならない。欲を出してはならない」（吉岡昭子『今はすべて』新声社、一九八四年）と自分に言い聞かせている。「無心になる」ために一度「死んだ」ということを確認することは、「無心になる」ことがいかに容易でないかを示している。「事後的な断念」から「先験的な断念」への移行には、知的な努力だけではない「喪の作業」が関わっているのである。

断念と生成

フロイトは「喪の作業」について、愛する対象の喪失という「悲哀」（喪）を、その苦痛に耐えて埋葬し、身体に根ざす生命のエネルギーを解放することによって完了するものとして示している（S・フロイト『フロイト著作集（六）』人文書院、一九七〇年、一三八頁）。断念の知的な努力と悲哀の海に沈みこむことが結びついて、生命を取り戻すことが可能となるのだ。石川美子は、「人はなぜ自伝を書くか」という副題のついた著書のなかで、次のように記述している。

「時間」を動機とする自伝には、時間の啓示からさらにすすんだところに、「わたしとは他者である」という回心が待ち受けている。これこそ、喪に苦しむ者が見出しうる最終的な啓示であろう。（中略）忘れてならないのは、その啓示は、喪や「時間」の苦悩のなかからこそ生まれたという点である。みずからの苦悩ゆえに、自伝作者たちは他者の苦悩をも理解したのである。孤独な苦悩のなかに深くおりていったすえに、時間の秩序がくつがえるような感覚をあじわい、そのとき、手袋が裏がえるように、突然に他者と結びついたのである（石川美子『自伝の時間』中央公論社、一九九七年、二一一—二一二頁）。

愛する対象の喪であれ、自分自身の喪であれ、喪は時間の流れを止め凝固させるとともに、閉じられた自己の殻へと引きこもらせる。それゆえ、「レミニサンス」（時間のめまい）の経験の至福的反復や悲哀の海に浸ることを通した生命との接触を経て時間が流れだし、狭められた視点を開くきっかけとなるだろう。過去への後悔からの解放は「新たな生」へとつながっていく。

病いの経験は喪の経験と同じように自明な日常の生活を停止させるがゆえに、外界に対する関わりの変更を強要してくる。自明な生活のなかでは、自らの働きかける対象は働きかけられる対象にすぎず、対象が語りかけてくるということはなかなか感じ取れない。それに対して、病いの生活は、無力な自己に陥るがゆえに、周りの対象がおのずから語りかける可能性を高める。未来をめざす日常の関心が塞き止められると、無心のなかで対象が生き生きと浮かびあがって眼にとまることがあろう。先に取りあげた得永は、時間の停止と心の錯乱としての「洪水」からの回復を、対象の語りかけを感じ取ることに求めている（得永幸子、前掲書、一六四頁）。つまり、身体の裏切りや意識の歪みという生の疎外からの回復は、「永遠なるもの」を包み込む「根源的な共生関係」に求められている。それは生命と生命の結びつく地平でもある（得永幸子、前掲書、一九〇頁）。ミンコフスキーによれば、他者への共感（他人の喜びや苦しみが自分の喜びや苦しみとなること）や風景の熟視（風景を眺めることに没頭すること）という自己溶解は「具体的な人々」や「具体的な環境」において生じるだけにとどまらず、「はるか彼方にある宇宙」へもつながっている（E・ミンコフスキー『精神のコスモロジーへ』一九八三年、一〇六―一一三頁）。神秘体験において語られているように、宇宙の神秘的世界への扉は、私たちが自尊心を捨て、自分自身の利害という実際的な関心から離れ、無心な状態に立つときに、日常意識の背後にある潜在意識を通して開かれる。そして宇宙へ溶け込むエクスタシーのやすらぎがもたらされる。

他者を含む対象からの語りかけを受け取り応答することとは、存在の根源的な地平としての生命の源泉に触れる体験となる。そのような生成の流れに自己を集中させることは、悲嘆を歓喜へと転化させる。歓喜をもたらす生成は、抽象的概念から引きだされるものではなく、生きられ感じられるものとして「不断の変容によってなにか別のものにな」り続けることであり、望み満たされるとそれで終る満足とは異なって、常に開かれゆく生の運動性にある（V・ジャンケレヴィッチ『最初と最後のページ』みすず書房、一九九六年、四六三頁）。生命の流れに出会う経験に助けられながら、喪失に対する断念と新たな自己を受容するという自己納得の儀式を反復することによって私たちは徐々に日常的な欲望を断念する方向に向かうのであろう。

おわりに――断念のなかの享楽

死がいつ訪れるのかわからないからこそ、不安と同時に希望もある。未来は予想可能であるとしても、不確実なのだ。明日は何が起こるかわからない。そのことが希望の生じるところでもある。人生はいつも不確実であり、生きることは変わることでもある。ジャンケレヴィッチは「苦しむことができ、死ぬことができるのは、それなりに生命力の象徴であり、生の変化と生の動きの徴候だ」と述べ、「いずれにもせよ死なねばならないのだから、すくなくとも、一度は実存の比類ない味わいを味わったほうがいい」という（V・ジャンケレヴィッチ『死』みすず書房、一九七八年、四九一―二頁）。私たちは生きる喜びを味わいながら、病む苦悩を耐え、死の受容に傾くこともできる。死にゆく事実は受け入れざるをえず、そのためには和解が必要となるからである。フロイトは「愛を断念し、死を選べ、死ぬという必然性と和解せよ」（S・フロイト『フロイト著作集（三）』人文書院、一九六九年、二九一頁）という言葉を取りあげながら、断念の苦悩を超えてのみ必然との和解があることを示し、生の苦悩に対する忍耐の必要性を通して運命との和解に達する道を示した。愛する人を亡くした悲嘆や自らの死に臨む病いは、苦悩の闇に陥れるがゆえに自己の欲望の死をもたらす可能性がある。つまり、死にゆく病いは既存の自己を象徴的に破壊し生命との接触を通して、「新たな生」へと至るのである。そうした日常的欲望を放棄する断念のなかにおいてこそ、生そのものの喜びを享受する可能性も開ける。いいかえれば、享楽の体験は死の受容を前提としているのであろう。それゆえ死の受容が、生の否定としてでなく、生きる意志との両立として成り立つ余地もある。死を受容し、しかも生を否定しない生き方こそ、死を見つめる病者の教えるところなのかもしれない。

●──参考文献

石川美子『自伝の時間──ひとはなぜ自伝を書くのか』中央公論社、一九九七年
宇都宮輝夫『生と死の宗教社会学』ヨルダン社、一九八九年
得永幸子『「病い」の存在論』地湧社、一九八四年
N・エリアス、中居実訳『死にゆく者の孤独』法政大学出版局、一九九〇年
E・キューブラー・ロス、川口正吉訳『死ぬ瞬間』読売新聞社、一九七一年
E・キューブラー・ロス編、川口正吉訳『続死ぬ瞬間──最期に人が求めるものは』読売新聞社、一九七七年
B・G・グレイザー／A・L・ストラウス、木下康仁訳『「死のアウェアネス理論」と看護──死の認識と終末期ケア』医学書院、一九八八年
E・ゴフマン、石黒毅訳『アサイラム──施設収容者の日常世界』誠信書房、一九八四年
V・ジャンケレヴィッチ、仲沢紀雄訳『死』みすず書房、一九七八年
V・ジャンケレヴィッチ、合田正人訳『最初と最後のページ』みすず書房、一九九六年

E・ミンコフスキー、中村雄二郎・松本小四郎訳『精神のコスモロジーへ』人文書院、一九八三年

M・モース、有地亨・山口俊夫訳『社会学と人類学（Ⅱ）』弘文堂、一九七六年

S・フロイト、高橋義孝訳「小箱選びのモティーフ」『フロイト著作集（三）』人文書院、一九六九年

S・フロイト、井村恒郎訳「悲哀とメランコリー」『フロイト著作集（六）』人文書院、一九七〇年

A・R・リンドスミスほか、船津衛訳『社会心理学——シンボリック相互作用論の展開』恒星社厚生閣、一九八一年

J・H・ヴァン・デン・ベルク、早坂泰次郎・上野矗訳『病床の心理学』現代社、一九七五年

Hughes, E. C., 'Studying the Nurse's Work,' *Sociological Eye*, New Brunswick : Transaction Books, 1984.

第3章 患者中心の看護をめざして
看護観からのアプローチ

宮武広美

はじめに

今日の臨床現場は、煩雑な看護業務のなかで多忙感が増しており、看護婦自身が「看護とは何か」ということに思いをはせたり、改めて自分が拠って立つ基盤を確認できにくい状況にある。患者のベットサイドに居る時間よりも、間接的業務や代行業務、さらには他の職種に委ねたい事柄を含め、直接的な看護ケア以外に、多くの時間を費やしているのが実状ではないか。もちろん、間接的な業務や治療の補助業務などを本来の業務でないとしてやめてしまうことはできないとしても、あくまでも看護婦の中心的な仕事は看護ケアである。そのことの自覚が、看護婦に求められる時代といえよう。

さて、看護ケアの実践を支えているのは、その人なりの「看護観」である。それは、看護の理念や哲学といった概念に近いものである。しかし、哲学や理念は個人を越えたところにある、ある種の一般論である。それは、看護婦を養成する段階での「看護学概論」や「看護哲学」などの講義を中心に、知識として伝達される。しかし、一人ひとりの看護婦はそうした知識を真摯に受けとめたとしても、看護婦のパーソナリティの違いによる個人差もあれば、固有に培われた看護ケアの経験もあり、それらに応じて一般的な理論を個人的なものへと修正していかなければならない。実際に、外科に勤務するのと小児科に勤務するのとでは、同じ看護といっても経験は異なるし、大病院に勤めるか個人病院に勤めるかでも異なってくる。この個人的なものとして創られた、看護に対する構え、個々人の看護を支える理念や価値観が「看護観」であると考えることができる。

程度の差はあるとしても、看護行為はこの「看護観」に支配され、あるいは支えられている。そこから、患者に対する関わり方の違い、患者家族に対する対応の違いといったものが生じてくる。もちろん、こうした関わりの背後にある「看護観」については、自覚的に意識されている場合もあれば、まったく意識されていない場合もある。むしろ、理念を問いつつ看護ケアの実践を行なうことは少なく、自覚はしていないが患者との関わりを規定しているもの、それが看護観といってもよいのではないか。改めて「あなたの看護観は何ですか」とたずねられた時には言語化できるが、日常的な関わりのなかでは暗黙知として存在しているものと理解してよいであろう。

「看護観」という言葉から、私たちはそこに含意する意味内容をおよそ察することができるが、看護学という学問体系のなかでは必ずしも定着している言葉ではない。しかし、看護婦という人間相手の仕事を考える場合、「看護観」を検討していくことはとても重要になると考えている。本章では、この「看護観」に着目して、それがどういう具体的な内容で構成されているのか、どのようなプロセスで形成されていくのか、看護実践とどのように結びついていくのかを考えていきたいと思う。

1　社会の期待する看護/看護婦からみた看護

平成五（一九九三）年に総理府が実施した世論調査によると（総理府広報室編『月刊世論調査』一九九三年八月号）、「望ましい看護婦像」及び「看護婦の仕事に期待すること」という質問項目について、人々が選択した結果は以下の通りであった（図1・2を参照のこと）。

まず、望ましい看護婦（士）像についてみると「優しさ、思いやりがある」、「親切である」という精神面への関わりを大多数の人が挙げていることがわかる。前者については七九・五%、後者については六六%の人がこの項目を選択している。それに加えて、「知識が正確で、注射などの技術が上手である」という項目を選択した人が六割近くに達し、当然のことではあるが、精神的な関わりのうえに、知識や技術を会得していることが、看護婦に望まれていることがわかる。

次に、看護婦（士）の仕事に期待されていることをみると、「病気の状態を、医師に正確に連絡す

図１　望ましい看護婦（士）像

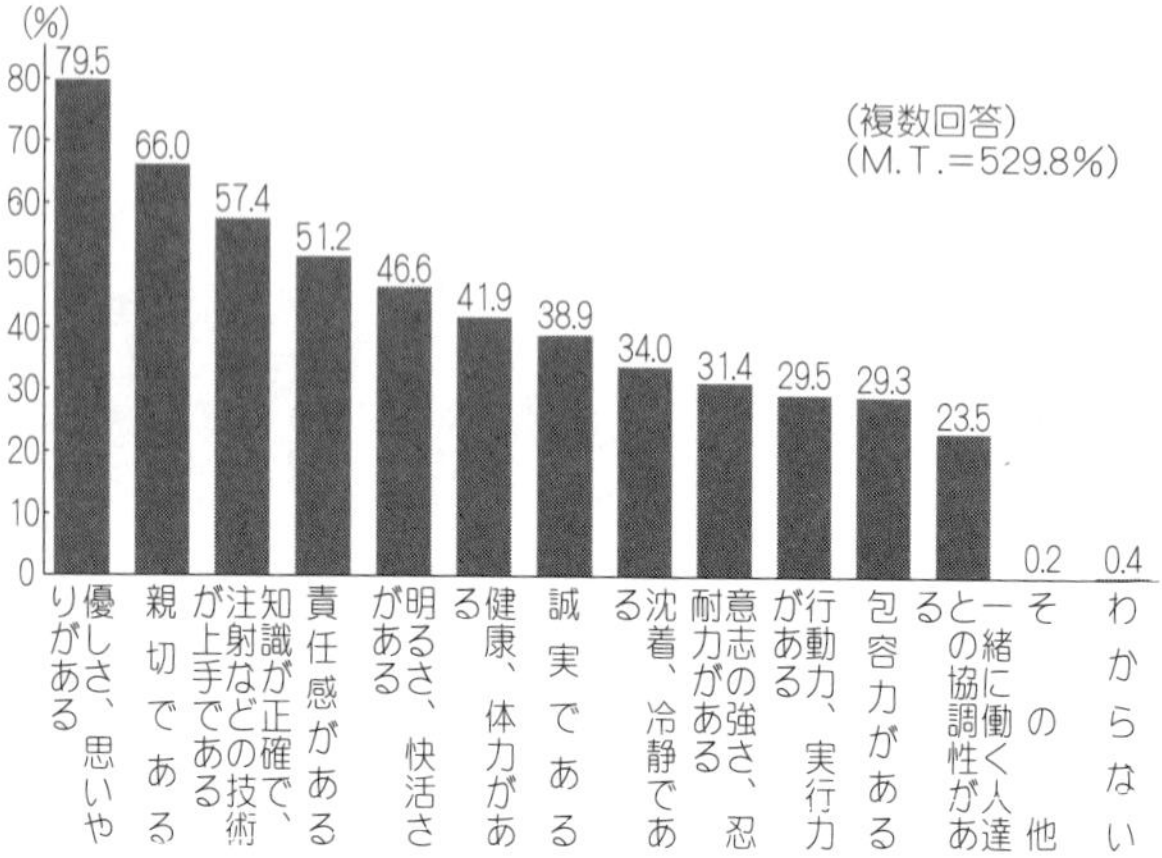

出典　総理府広報室編『世論調査』1993年８月号，８頁より。

図２　看護婦（士）の仕事に期待すること

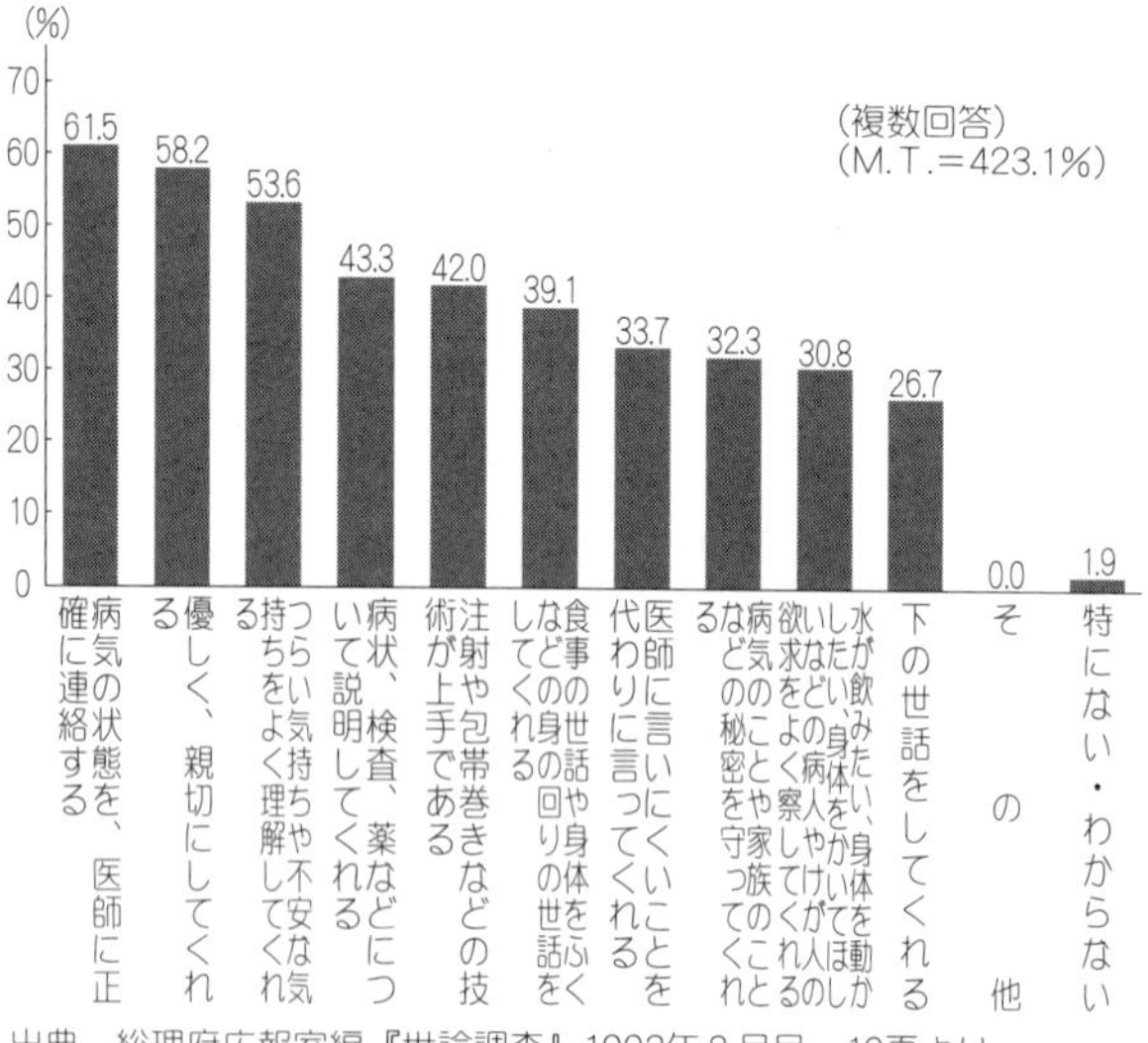

出典　総理府広報室編『世論調査』1993年８月号，19頁より。

る」という項目を選択した人がもっとも多い（六一・五％）。その点で、多くの人が患者と医師との間の調整役を看護婦に望んでいることがわかる。次いで、「優しく、親切にしてくれる」（五八・二％）、

「つらい気持ちや不安な気持ちをよく理解してくれる」（五三・六％）といった精神的な関わりや受容に関する項目の選択が多くなっている。その他の項目についても、「下の世話をしてくれる」以外は、三割以上の回答者が選択している。その意味では、看護婦に期待されている仕事内容は多岐にわたっているとも解釈することができる。総じて、看護婦の仕事として期待されているのは、患者と医師との間の調整役、精神的な関わりや受容、医療に関する知識や技術といったものである。ただし、これは「健康な人」が答えた結果であり、実際に病床にある人を対象とした調査であれば、異なる結果が導かれるかもしれない。また、看護婦自身は、自分たちの仕事についてどのように考えているのだろうか。

このような問題意識から、期待される看護婦像を看護婦と患者（換言すれば、看護を供給する側と需要する側）の双方に同一の質問項目を用意して、比較検討を行なった先行研究をみることにしよう（古坂トシ子「社会が求める看護婦像――患者団体と看護婦の意識調査から――」『第二〇回　看護管理』日本看護協会出版会、一九八九年）。まず、患者側（同じ病気や障害を持つ一七の患者団体に質問紙を配布）が期待する看護婦像をみると、一番目に「思いやりのある看護婦」、二番目に「親切で親しみやすい看護婦」となっていて、この二つの項目で全体の四三％程度を占めている。三番目は「信頼でき、何でも相談できる看護婦」となっており、これらのことから患者との良好な人間関係のうえに、精神的なケアを求めており、また、患者のよき理解者としてあることを看護婦に期待していることがわかる。四番目

図3　患者側と看護婦側の比較からみた期待される看護婦像

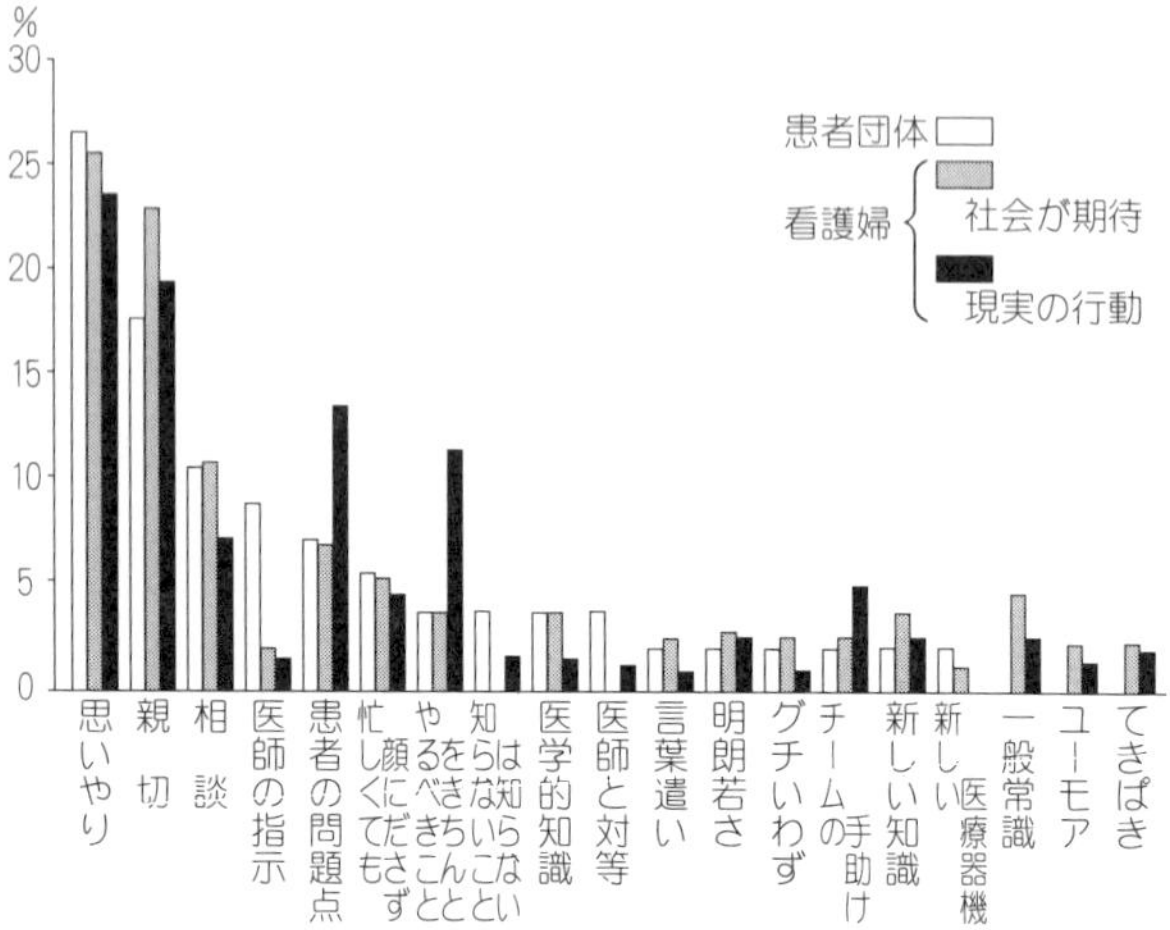

出典　古坂トシ子「社会が求める看護婦像」『第20回看護管理』日本看護協会出版会, 1989年, 100頁より。

以下をみると「医師の指示を間違いなく行使できる看護婦」「患者の問題点を見出し適切な援助ができる看護婦」と続き、思いやりや優しさという看護の基本的構えに加えて、具体的な医療場面での知識や技術を求めていることが理解されよう（図3を参照のこと）。

それに対して、看護婦側の回答（看護婦には「社会が期待する看護婦像」「現在心がけている行動」をたずねている）のうち、「現在心がけている行動」をみると、一番目が「思いやりのある看護婦」、二番目が「親切で親しみやすい看護婦」、三番目が「患者の問題点を見出し適切な援助ができる看護婦」であり、以下「やるべきことをきちんと行なう」「信頼でき、何でも相談できる看護婦」の順であった。このように見てくると、患者と看護婦の回答は細部においては異なっているものの、かなり共通した「看護婦像」を抱いていることがわかる。両者においてもっとも重要な要素は、「親切」「思いやり」「信頼でき相談できる」という、看護婦の患者に対する構えであり、患者と看護婦の人間関係に関するものである。それに対して、知識や技術といった側面はそれなりに期待されているものの、二番手グループの位置づけしか与えられていない。この点については総理府の実施した世論調査を含めて、かなり共通した見方となっている。なお、看護婦側の回答で「社会が期待する看護婦像」と「現在心がけている行動」を比較すると、「患者の問題点を見出し適切な援助ができる看護婦」と「やるべきことをきちんと行なう」の二つの項目については、社会からはそれほど期待されてはいないものの、看護婦自身にとっては、常日頃から心がけている重要な項目であると見なしていることがわかる。

以上、知識や技術を越えて、看護婦にまず要求されるのは、患者への精神的な構えであり、良好な人間関係を築いていくことである。こうした内容は、看護観の重要な部分を構成していると考えることができるだろう。そうすると、こうした看護観はいつ、どこで、どのように形成されていくのか、また、患者への精神的構えや人間関係とは、もう少し具体的にはどのような意味内容を含んでいるのかが、問われなければならない。その点については、二節以下で考察していきたい。

2　看護の固有性と看護観

学生時代のアンビバレントな感情

筆者の看護学生時代を振り返ってみると、看護について学ぶことや考えることを、意識的にせよ、無意識的にせよ避けていたような気がする。思い出してみると、初めての本格的な病院実習は、外科病棟での手術を受ける患者の看護だった。その時の、患者の痛みによる苦痛や、点滴管理などの看護処置に対して何もできず、ただただ傍観者にしかなれなかったことが、今でも強く印象に残っている。学生時代は、苦しんでいる患者の姿をできるだけ見たくなかったし、また、苦痛を持つ患者の傍に居るのはいたたまれず、患者と関わることが苦痛であった。患者の求める援助のできない自分が、患者のプライバシーに立ち入っていくことに、抵抗を感じていたのかもしれない。そのようななかで、看護に必要とされる基本的な処置や技術を、ほとんど身につけることができないまま卒業した私は、看護婦になりたいという気持ちと、看護婦になりたくない、看護なんてとてもできないという思いが同居した、アンビバレントな感情によって支配されていた。看護に対する希望があり、他方で、看護に対する恐怖感でいっぱいだった。

看護婦であるという職業柄、当然のことではあるが死をはじめとする人々の悲しみの場面や、人間の弱い部分に直面することが多い。また、命に直結した処置に関わることも少なくない。そうした状況のなかで、看護に対する恐怖感がなくなってしまったわけではない。しかし、大学卒業後、数年の臨床経験を経るなかで、自然と看護について考えるようになり、看護に対する構えや考え方が変わってきたことも事実である。病院という臨床現場には、経験や世代の違う多くの看護婦がおり、また、看護の対象である患者の疾病も、性格も、生活背景も多種多様である。そのようななかで、さまざまな意見をもった看護婦や患者に影響されながら、それぞれの看護婦にとっての看護観と呼べるものが形成され、生成していくのだと思う。それは、私の場合に限らず、多くの看護婦にとって共通することではないかと考える。

看護婦固有のまなざし

ある医師から、「看護婦さんは、医者とは違う看護婦ならではの患者さんの捉え方をする」と言われことがある。私にとってこの言葉は、看護婦としての存在を認めてもらえたようなほめ言葉に感じられ、とても印象的だった。

治療を第一義とする医師の仕事は、病気を科学的に治療していくために、対象を細分化し、物化していく傾向が強い。看護も治療と同様、科学的でなければならない側面は多くあるが、しかし、看護の対象は疾病を持つ個人であり、またその個人の健康上の出来事に対してである。医師はデータにもとづいた客観性をより強く求められ、看護婦は患者や家族の思いや願いを尊重した関わりが求められ、患者や家族が癒されることに重点がおかれる。考えてみれば、治療も看護も客観と主観の両極をもっており、そのなかでの力点のおき方が違ってくるだけである。いずれにしても、患者の肉体的、精神的健康に気づかい、患者を健康な状態に導くという点において、どちらも目的は同じである。それは、末期ガンの患者であっても例外ではないだろう。

たとえ同じ疾病であったとしても、その疾病をもつ個人に対する援助は、それぞれ違ったものになってくる。また、同じ人であったとしても、人生のどの時期にあるかによって、「その人」にとっての疾病の意味は異なってくる。看護婦に求められる援助は、患者にみられる医学的で客観的な所見に対してではなく、疾病がそれぞれの患者にとってもつ意味、一人ひとりの患者が疾病に抱いている感情に対して、対処されなければならない。そして実際にも、看護婦には独自の患者に対する「まなざし」があると思うのである。意識していなくても、それぞれ看護に対する思いを持ち、患者に関わっているのである。患者に何を提供したいと考えるか、患者とどう接したいと思うのか、患者との関わりのなかで何が重要であると考えるか、などの看護に対する思いが、その人なりの看護観といえるのではないだろうか。

ウィーデンバック女史は、臨床看護の基本的な構成成因を、〈哲学〉〈目的〉〈実務〉〈技術〉の四つに求めている（E・ウィーデンバック、外口玉子・池田明子訳『臨床看護の本質——看護援助の技術』現代社、一九七〇年）。それによると「看護の哲学」とは、看護婦の行為を動機づけるものであり、看護婦が何をすべきかを考えるのに役立ち、何かしようと決定するのに影響を与えるものである。それは、看護婦一人ひとりに特有なもので、その人の人生と現実に対する一貫した個人的態度であり、看護の目的の土台をなすものであると述べられている。彼女のいう「看護の哲学」とは、看護婦が判断し、提供するケアの拠り所となるようなものである。その意味では、本章でいうところの看護観と、彼女のいう「看護の哲学」は同義であるといってもよかろう。

援助を求める患者からの訴えに対して、特別に意味を見出せない看護婦もいれば、同じ言葉から患者のニードを理解し、援助を提供できる看護婦もいる。また、同じ看護場面、患者からの同じ要求に対しても、患者のニードの受け取り方や、どういう援助をどこまで提供するかは看護婦によって違ってくる。どこまでどういう援助をするかという小さな違いも、ここでいう「看護観」が反映しているにちがいない。看護婦にはそれぞれ看護に対する思いがあり、その思いによって、患者の見方や捉え方、患者に対する態度が規定されるのである。

看護婦に求められるもの

筆者の看護婦としての経験のなかで、ある印象に残っている患者がいる。病歴をはっきりと記憶しているわけではないが、彼女は六〇代後半であった。転倒による大腿骨骨折のために整形外科病棟に入院し、手術を受けていた。ところが、手術の際に、単なる骨折ではなく、癌の骨転移のために生じた骨折であることが分かり、終末期を過ごすために、そのまま内科病棟へ転科してこられた患者だった。彼女は、手術によって骨折に対する手当ては終わり、後は体力が回復し、リハビリテーションで元のように歩けるようになれば退院と信じていた。しかし、原疾患である癌のため、徐々に食欲も低下し、体力も衰え、ベッドから起き上がるのも困難になっていった。そして、骨に荷重をかけることによる新たな骨折を防ぐためにも、リハビリテーションは中止された。このような経過のなかで、彼女からのナースコールも多くなり、痛みと不眠に対する訴えが頻繁に行なわれるようになった。思うように病状が改善せず、むしろさまざまな症状が増え重症化していくことで、治療に対する不信感や自分の疾患に対する疑惑などにさいなまれていたに違いない。痛みをコントロールするための麻薬の服用によって意識がもうろうとするなかで、精神的にも不安定になっていった。看護婦としての私は、少しでも患者の苦痛を取りのぞく方向で、看護ケアを提供していきたいという思いが強かった。ところが、この痛みと不眠の訴えに対する主治医の反応は、「ボケているんだからそのまま鵜呑みにするな！」「昼間寝ているから夜眠れないに決まっている！」というものであり、今でも忘れられない看護体験の一コマとなっている。この医師の対応は、患者の苦痛や心理に巻きこまれることに対する防衛機制としての「消極的離脱」とも考えられる。しかし、医師と看護婦の患者に対する援助の違いはあるものの、患者とともに歩く姿勢が求められるのではないだろうか。

毎日の煩雑な看護業務のなかで決まった処置だけをこなしていくほうが手間は掛からないかもしれ

ない。しかし、患者の要求にできる限り応えていくこと、患者の言葉の裏に隠されている、不安をはじめとする精神的な訴えに耳を傾けていくことが、看護者には必要ではないか。患者をどう捉えるかという患者へのまなざし、すなわち看護観によって、患者に提供するケアの内容もずいぶん違ったものになってくるだろう。

私自身の経験に照らして考えてみると、「患者中心の看護」という考え方が根本にあり、それが自分にとってもっとも重要な看護観である。それは、自分以外の看護婦にとってもかなり共有された価値観であるように思われる。そこで三節では、臨床で働くそれぞれの看護婦は、どのような思い（看護観）を抱えて患者と関わっているのか、この点にスポットを当てて検討していきたい。

3　看護観を構成するもの――インタビュー調査から

看護観を構成する五つの要素

現在の煩雑な看護業務に追われる医療現場のなかで、患者に何を提供することが大切であると考えるか、それはそれぞれの看護婦の価値観と密接に関わっている。そして、それぞれの個人の看護観が看護ケアのあり方に大きな影響を与えることになる。前節では、筆者の経験を振り返ることで看護観について考えてみた。しかし、これだと個人的な体験に終わってしまうので、ここでは同じ職場（香川県下でも屈指の大きな病院である）に勤める同僚看護婦（九名）へのインタビューをもとに、患者との関係における看護観について考えてみたい。以下は、その結果の概要である。

まず、それぞれの看護婦が「看護観」という言葉に、どのようなイメージを抱いているかたずねたところ、「各看護婦の看護に対するこだわりを含んだ、看護に対する具体的な考え方のようなもの」と「看護婦としての理想、看護に対する目標のようなもの」の、大きく二つの意味で捉えられていることがわかった。そして、「自分なりの看護観をもっているか」との問いに対しては、看護観をもっていると自覚している看護婦と、はっきりと答えられない看護婦が、ほぼ同数程度に分かれた。このような反応は、看護観ということば自体の意味が曖昧で、漠然と広く、その意味の受け取り方がそれぞれの看護婦によって異なることや、看護観ということばの持つ堅いイメージに起因するのではないかと思われた。

看護観の有無と経験年数を照らし合わせてみると、自己の看護観を自覚している看護婦は、今回の対象者のなかで一番経験年数の少ない二年目の看護婦と、一〇年以上の経験を積んでいる看護婦だった。それに対して、「もっていない」「わからない」と答えた看護婦は、経験年数三年から八年目の、いわゆる中堅といわれる年代の看護婦だった。このことから、自分自身の「看護観」は、経験年数やライフステージに関係なく、個人的な資質によって形成されるとも考えられる。しかし、経験年数三、四年目の看護婦が「以前は（看護観を）もっていたと思うが、年々接してきた患者も多くなり、難しいと思うようになり、言えなくなった」「仕事をしていると考える余裕がない。思っていることが立派であればあるほど、現実には難しく、言えなくなってきた」と話している。看護職への就職したての頃は、在学中に教わったものがそのまま「看護観」として自覚されているのかもしれない。ところが、臨床の実践的な場面を経験することによって、リアリティ・ショックとともに「看護観」を見失い、そこからさらに経験を積み重ねることによって、「その人なりの看護観」といえるものが自覚化していくのではないかとも考えられる。もちろん調査のサンプル数も少ないので、一般化していうことには慎重でなければならないが、このことは看護婦の成長のプロセスとしても把握することができよう。「看護観はだんだんできてくるもの」「自分の失敗などからできてくるもの」という回答は、以上のことを裏付ける意見とも考えられるのである。

「自分なりの看護観をもっているか」との問いには、「分からない」「もっていない」との回答もあったが、更に質問を重ねていく過程で、それぞれの看護婦は、各自の看護観と呼べるものをもっていることが理解できた。そして、それぞれの看護婦の具体的な看護場面での思いを掘り下げてたずねたところ、「個人の尊重」「支援」「安心、安楽」「相互作用」「患者中心」の五つのキーワードを見出すことができた。以下では、それぞれのキーワードについて検討してみたい。

個人の尊重

インタビューのなかで、九名中七名の多くの看護婦が、「個人の尊重」について触れている。その具体的に意味する内容は、一人のかけがえのない人格として患者を知り、理解することの重要性についてである。

以前、イギリスを訪れる機会を得て、一カ所ではあるがホスピスを訪問することができた。その際に驚かされたことは、何よりもまず、患者の自主性を非常に重んじていたことである。私はそれまでホスピスを訪れたことがなく、その時が初めての訪問であった。死にゆく人を看取るのが原則となっており、死までの二週間程度の期間を受け入れるという施設でありながら、死というものにまつわる暗さのまったくない、明るく穏やかな雰囲気に満たされた病院だった。スタッフカンファレンスでの、患者の病状や様子とは裏腹に、入院している患者はもちろん、働いているスタッフも何となく楽しそうにみえ、不思議に感じられた。日本とは違い、全員告知されていることが前提であり、ホスピスでの死までの充分な身体的、精神的ケアを行なうためにも、患者の知る権利が確保されていることを感じた。もちろん、聞きたくないという患者には告知することはなく、知らない権利も保障されている。入院時に、患者、医師、看護婦、患者家族で、病状を含めた現在の状況、ホスピスに期待していることがらを改めて話し合い、共通の理解をはかることで、患者や家族の意思を尊重した、ホスピスでの生活をスタートしている。最期も、大部屋で他の患者のなかで亡くなり、亡くなりつつあることを周囲の患者にも告げ、患者同士で死について話し合う機会を与えているそうである。

日本の病院でありがちな、他人の死を覆い隠してしまうのではなく、死を見るのも見ないのも、死について考えるのも避けるのも、個人の選択に任されていた。そして、ホスピスでの業務の中心を占めるペインコントロールについても、痛みは患者自身が知っているものであり、患者を信頼し、患者の主観を尊重して対処していくということであった。患者の症状や要求に応じた鎮痛剤の使用はもちろん、患者との話し合いも重視されていた。「患者が痛みのために混乱しているということは、頭の中に葛藤があるということである。眠らせてしまうのでは何の解決にもならず、できる限り話し合い、立ち向かっていく必要があると思う」と、ある医師は話してくれた。薬剤の使用で、疼痛の感覚を麻痺させることのみで、苦痛の緩和をはかるのではなく、患者の本当の要求を見出し対応していくことで、患者の精神的苦痛をも含めた問題を、解決していくことを優先するという言葉が印象に残っている。

ターミナル期における関わりのなかで、痛みはつきものである。その耐え難い患者の痛みに対して、十分になす術を持たず、逃げ出したい衝動にかられたり、看護者として、患者の「我慢できる」ということばに安心している自分に気づくときもある。イギリスと日本では文化の違いがあり、日本では「我慢すること」「訴えないこと」を美徳とするような風潮もある。したがって、このホスピスで見たような関わりは難しいかもしれない。しかし、患者の症状についての訴えや症状に伴う感情を受けとめることができ、それらを中心に関わっていけることは理想ではないかと思う。「信頼」と「意志」がモットーというホスピスであった。

患者のことを知らないのでは、何よりもまず個人としての患者を尊重することにならず、また、本当に必要なことや求めている援助の内容がわからず、看護婦としてケアをマネージメントしていくことができない。「病院での患者さんの姿は、一時期の、生活のほんの一部にしかすぎない」、これは看護学生時代に教わった心に残る言葉である。今現在は入院し、治療や看護を受けなければならない患者も、過去にはそれぞれの生活があり、退院後にもまた、それぞれの地位や立場での生活がある。画一的なものではなく、患者自身を知り、その患者のための看護でなくては、受け入れてもらうことは不可能であろう。また、病院のなかでの患者という捉え方だけでなく、生活背景も含めて理解し、個人の生活にあった援助が提供できること、その人らしい生活が送れるように援助することが必要である。

支援

「支援」については、四名の看護婦が触れており、身体的、精神的な支えになるという意味と、患者のできないところ、足りないところを補うという意味であげられていた。

まず、前者の「身体的、精神的な支えになる」という意味での支援は、「倒れるのを支える」という援助の在り方である。「倒れるのを支える」という援助は、ターミナル期における疼痛コントロールなどの様子が思い浮かぶ。症状を軽減、緩和し、患者がその人らしく生活できるように、生活の質を保障するような関わりが求められるのではないだろうか。同時に、「倒れるのを支える」というのは、精神的な重みに対する対応の構えでもある。精神的な支援は、看護のなかでも非常に大きなウエイトを占めている。患者は病気にかかり、入院するという、今までの日常生活とは異なった状況に置かれることになるので、身体面はもちろんのこと、精神的にも、社会的にも、さまざまな困難に直面している。また、患者を支える家族も憔悴していることが多く、家族も含めて支えていく必要性が生じてくるのである。

次に、後者の「足りないことを補う」という支援に関して重要なことは、患者が自分のニードを満たそうとしているとき、患者が必要としていることは何かを知ることである。あくまでもニードは患者側に生じるものであり、それをどこまで正確に知ることができるかが求められており、看護者としての力量が問われる場面である。「患者を援助したい」という看護者のニードを、患者に押しつけてしまわないようにする必要がある。もちろん、患者の望まないことをしなければならない時もあるだろう。しかし、そのような場合でも、結果として患者が援助されたと思わなければ、それは援助とはいえないのではないか。一例として、糖尿病を考えてみたい。

糖尿病は生活習慣病とも呼ばれるように、問題のある生活習慣が発病に大きく関与している疾患である。したがって治療といえば、生活習慣の見直し、食事療法、運動療法という、日常生活から切り離しては考えられない事柄が中心になる。その点で、患者の行動変容が強く求められるのであるが、自己管理を継続していくことの困難さを訴える患者がほとんどである。患者指導の実際は、入院中のみの規則正しい生活で、退院後は、仕事上の都合などで元通りの生活に戻ってしまうことが少なくない。これは、グラム単位の栄養指導で理解が難しく、また、極度の節制を求められるものの実行不可能であったりするために、実際の食生活には反映されにくいからである。「～するべき」という型通りの指導は、看護婦のニードを押しつけているにすぎないとはいえないだろうか。患者にとって療養上問題のある生活習慣を指摘し、患者の現実を否定し、生活の規制のみを強いるという、言ってみれば患者の悪い面ばかりを探すような関わりは、患者指導とは言えない。理想的な生活をいくら押しつけようとしても、現実の生活のなかで実行し維持していけるような、日常生活に即したものでなければ、何の意味も持たない。もちろん、治療のために必要な制限はあるが、看護婦側の価値観のみを重視するのではなく、患者とともに考えた、「その人」に対応した指導内容である必要がある。それが、患者を生活改善に導くことができる、本当の意味での援助である。

安心と安楽

「安心、安楽」については、三名の看護婦が指摘していた。ターミナル期における患者に対しては、

「安心、安楽」ということは最低限必要なことであるが、その他の患者にとっても、基本的なことであるように思われる。インタビューのなかで、大変印象深かった話をここにそのまま引用したい。

印象に残っている患者さんの一人はね、Aさんといって、肺癌で四二歳の男性。ターミナル期の、告知をしていた患者さん。告知されている人との関わりは初めての経験だから、その患者さんが印象に残っているのかな。私たちの今の医療って、すごく窓口が広いじゃないですか。骨に転移したら整形外科の患者になって、他に何か起これば関わる医師がどんどん増えて……。「腰に関しては、ぼくに聞いてください」というようなことで、整形外科の医師とトラブった事もあった。「これだけ告知している患者に、今更になって、足はここ、胸はここという関わりはどうなっているんだ、今の医療は」と言われてね。そのAさんは「僕は毎日毎日、自分の好きなものを取られていく」と。取られていくということは、ご飯も食べられなくなる、歩けなくなるということで、「本当に生活に必要な、大切なことを毎日取られていく苦痛を持っている患者に、あなた方は、どんな看護を提供してくれてるんだ」と問題提起されたことがある。じわっと涙を溜めて泣いていたAさんに対して、私は答えられなかった。やっとのことで、「私は、その日その時に、Aさんが安心して毎日を過ごせることをいつも頭においてAさんに関わっている」ということを話した。私にはその言葉しかなかった。あの人の本当に寂しい涙を見て、自分の看護を振り返させてくれた思いだった。

安全性を保障することは基本的なことである。そのうえで、患者が安心でき、また、安楽に過ごすためには、患者のニードをできる限り充足していく必要があるのではないか。そのため、臨床現場においては、葛藤を感じることがよくある。患者に対する行為の一つ一つが選択の連続である。そのようななかで、何が患者にとっての尊厳といえるのか、判断に迷うことも少なくない。尊厳をとると安全性を欠いてしまうような現実もある。

自分では動けなくなってしまった愛煙家は、どのようにして煙草を吸えばよいのだろうか。火災の問題もあり、ベッドに横になったままの病室での禁煙は禁止されている。また、酸素吸入をしている患者も少なくなく、病院での喫煙はかなり制限されるに違いない。「どうしても煙草を吸いたい」と切望されるが、車椅子で喫煙室に連れていくことはできても、そのまま患者について見守っている時間はとれないため、結局、煙草を吸うのをあきらめてもらうことも少なくない。患者の唯一の楽しみをかなえてあげたいが、患者の安全性を考えると実現できないという現実は多い。臨床の現場では、このような葛藤場面に遭遇することは少なくない。患者自身は最期まで自分一人で歩け、排泄行為も行なうことができると考えていても、思ったように体が動かず、転倒してしまったり、ベッドから転落してしまったり、失禁してしまったりすることがある。そのため、ゆっくりと付き添えば自立した行動ができる患者にも、時間がないことや、看護量の絶対的な不足により安全性が確保できないため、患者を急がせてしまったり、我慢させることになり、簡略化したケアを提供せざるをえない状況にもある。患者の尊厳と安全性との間で、何を優先して看護を行なっていけばよいのだろうか。そこには絶対的な答えがあるはずもない。そうであるからこそ、看護婦個々人の看護観が反映された看護ケアが展開されるのである。

患者との相互作用

患者との「相互作用」についても、三名の看護婦が触れていた。インタビューのなかで、患者の存在は、「ケアを与える対象である」「対等な立場である」「自分を成長させてくれる存在である」という、大きく三つの考え方で捉えられていた。しかし、どのようにこたえた看護婦も、インタビュー全体を通して、対象である患者が人間であり、全体として関わっていく必要性を強く感じているように思えた。看護は、人間対人間の関わり合いであり、決して一方的なものではない。看護婦が援助を与えるばかりの関わりではなく、関わりのなかで患者から教えられることは多い。患者に感謝されたり、喜んでもらった経験が、看護婦をしているなかで一番良かったことであるという看護婦が多いことからも、患者である対象に支えられる部分が大きいことが伺える。癒しという言葉を使えば、患者を癒すことによって看護婦もまた癒されるのである。

看護の在り方を考えさせられるのも、また、患者との関わりにおいてである。そのような場面として、二人の看護婦は、ターミナル期の患者との関わりを一番印象に残っていると回答してくれた。一方は告知していた患者で、前項の「安心と安楽」の部分でも書いた肺癌の男性である。「大切なものを毎日取られていくような苦痛をもった患者に看護者として何を提供しているのか」という看護の本質についての問いかけと、「告知している患者にもかかわらず、部分的な医療しか受けられない」という現在の医療における患者の見方に対する疑問を投げかけた患者との関わりである。もう一方は、「告知しないという方針にもかかわらず、結果的に周囲から告知してしまったようになり、治療方針の選択のときにもかなり精神的なフォローを必要とされた患者」との関わりである。治療環境を含め、患者への関わり方を問われたケースでもあった。二つの事例は、いずれも患者との関わりのなかで看護婦としての在り方を考えさせられ、患者との関わりが看護観の形成にも影響を及ぼしていることが示唆される場面でもある。

以上のことは、患者と真摯に向きあい、相互作用を重ねることで、看護観に修正を迫り、より高次の看護観を獲得することにつながること、また、患者こそが「看護婦の成長」を促してくれるという見解に結びつく。

おわりに――「患者中心」ということ

今までにあげた「個人の尊重」「支援」「安心と安楽」「相互作用」という四つのキーワードは、いわばどれもが患者中心の考え方から派生して出てきたとも考えられる。「患者中心」を加えた五つのキーワードは、それぞれが密接に関連しあっているが、その基本にあるのは、患者中心という理念である。インタビューのなかではとくに二名の看護婦が、「患者中心であること」を強調し、これについて説明を加えてくれた。二人は、患者指導場面においても、患者と同じ立場に立ち、患者の身になって考えた指導である必要があり、また、そうでなければ、患者の行動変容にまでは繋がっていかないこと、患者のための医療であるためには、患者に治療における選択権が与えられるような環境の提供が必要であるという。

看護をとりまく状況、医療現場には、まだ解消できていない問題が山積みされている。病院のなかでは、一つの歯車として回転させられている部分もある。そこでは効率が優先され、仕事の質についてはないがしろにされやすい。あえて質にこだわろうとすると大きな負担がかかる。さらに、日本の一ベッド当たりの看護婦数はアメリカやイギリスの二分の一以下であると言われている。当然、看護婦の職場環境は劣悪なものとならざるをえない。インタビューの回答のなかでも、患者の内面に目を向け、十分に時間をかけた関わりを望み、患者の個別性を重視したベッドサイドケアをめざしながらも、それができない看護現場の実状を訴える看護婦が多かった。また、医療が細分化されすぎており、人間をトータルとして扱えていない現状、患者と医師、看護婦などの医療スタッフが対等に向かい合っていけるような医療を望みながらも、まだまだ医師主導である医療の現状など、さまざまな問題が指摘された。しかし、そのような状況を嘆くのではなく、自分たちの看護を見失わないように、各自で可能な範囲での最善の看護を考え、それぞれの看護に対する思いを大切にしながら、患者中心の看護をめざして努力していく姿勢こそが求められているといえるだろう。問題点を外部に押しつけるだけでは、看護実践の場は向上しないからであり、また、私たちの前には多くの看護ケアを求める患者さんが待っているからである。

●——参考文献

J・H・ヴァン・デン・ベルク、早坂泰次郎・上野矗訳『病床の心理学』現代社、一九七五年
薄井坦子『看護の原点を求めて——よりよい看護への道』日本看護協会出版会、一九七八年
薄井坦子・三瓶真貴子『看護の心を科学する——解説・科学的看護論』日本看護協会出版会、一九九六年
岡部恵子『助産婦としての看護論』医学書院、一九八九年
岡部恵子『看護のかぎりない深さ』医学書院、一九九四年

川島みどり『ともに考える看護論』医学書院、一九九二年
川島みどりほか『いま看護婦は――その職業観と生活像』看護の科学社、一九八五年
木戸幸聖『臨床におけるコミュニケーション　よりよき治療関係のために』創元社、一九八三年
久保成子『職業としての看護――ケアをとおして生きるということ』医学書院、一九九五年
小林富美栄ほか『現代看護の探求者たち――その人と思想』日本看護協会出版会、一九八二年
清水昭美『文学のなかの看護　第一集』医学書院、一九九〇年
鈴木正子『生と死に向き合う看護――自己理解からの出発』医学書院、一九九一年
鈴木正子『看護することの哲学――看護臨床の身体関係論』医学書院、一九九六年
立花隆ほか『一日だけのナイチンゲール〈ことば〉篇』弓立社、一九九四年
中沢新一ほか『一日だけのナイチンゲール〈からだ〉篇』弓立社、一九九〇年
近森扶美子『感性の看護論［第一集］』医学書院、一九九二年
アン・マリナーハルトメイ、都留伸子監訳『看護理論家とその業績』医学書院、一九九一年
見藤隆子『人を育てる看護教育』医学書院、一九九四年

第4章 ナースと患者の人間関係

転移と逆転移の観点から

毛利 猛

はじめに

これまで看護学が、ナースと患者の人間関係（看護的人間関係）を論じようとする時、そこで問題になったのは、どちらかと言えば、ナースと患者の「現実的」な感情の交流であった。ところが、あらゆる人間関係は「現実的」な関係であると同時に、幾分かの「幻想」を含んだ関係である。心理療法の世界では、この「幻想的」な交流の側面により大きな関心が払われ、その交流のあり方が「転移─逆転移の関係」として主題化されてきたのである。

転移─逆転移という現象が心理治療の場面だけに生じるのか、それ以外の場面でも生じるのかについては議論のあるところである。確かに、心理治療中の転移が、他の人間関係におけるそれよりはるかに強烈であることは間違いない。しかし、一切の幻想を含まないような人間関係はありえないから、程度の差こそあれ、人間関係のあるところには必ず転移―逆転移が起こっていると考えるほうが自然だろう。

もし、心理治療の場面以外で転移―逆転移を誘発しやすい状況を探せば、看護の場面は間違いなくその一つであろう。病院におけるナースと患者の関係は、母親と子どもの関係によく似ている。病気のために自分で自分のことができなくなり、誰かに依存せざるをえない患者と、そのように無力な患者に対して母親のように手厚いケアを施すことのできるナースという、看護的な人間関係のセッティング自体が、きわめて転移―逆転移を誘発しやすいものである。

もちろん、「転移―逆転移の関係」がナースと患者の人間関係の全体を覆うことができるとは思っていない。しかし、ある種の患者がナースに対して抱く幻想とその幻想の対象となった「献身的なナース」が患者に対して抱く幻想を、「転移―逆転移」という観点から捉え直すことは、きわめて意味のあることではなかろうか。ただ私たちは、このような観点から看護的人間関係において働く非合理な要因を捉えることにあまり慣れていない。そこで本章では、まず、転移―逆転移とは何かということから始めて、次に、看護の実際の場面で、ある種の患者と「献身的なナース」の間に起こる「関係のもつれ」を「転移―逆転移」の観点から考察し、そして最後に、逆転移の捉え方の違いから浮かび上がってくるナースの看護的態度に関する二重性の問題を論じてみたい。

1　転移―逆転移とは何か

言うまでもなく、「転移―逆転移」の概念は、S・フロイトの精神分析学の理論から生まれたものである。フロイトが「転移」という着想そのものを得たのは、次のような出来事によると言われている（L・シェルトーク／R・ド・ソシュール『精神分析学の誕生――メスメルからフロイトへ――』岩波書店、一九八七年、一七五―六頁、参照）。あるヒステリー患者に催眠を使って治療していた時のことである。彼女は催眠から目覚めるなり、その腕をフロイトの首に巻きつけてきたのである。しかも、このような経験は何ら例外的なものではなく、治療過程において、多くの患者は治療者に対して一種独特の幻想的なイメージや感情を向けてくることにフロイトは気づいた。そして、彼は『ヒステリー研究』（一八九五年）のなかで、この現象を初めて「転移」（transference）という概念で捉えたのである。

転移とは、治療的状況のなかで患者が、幻想的に治療者を、患者の幼少期に重要な意味をもっていた人物（たいていは父親か母親）の回帰、再現と見なし、これらの人物（原型）に対して向けていた感情や態度を、治療者に対して向けてくる現象である。このような現象は、心理治療ならずとも、看護の場面でもよく観察される。患者が、看護的状況のなかでナースを幻想的に自分の母親のように見なし、幼少期以来の母親との関係をナースとの間で繰り返すことは、よくあることである。

ところで、フロイトは、心理治療中にしばしばヒステリーの女性患者の性愛的な転移にさらされ、彼女らの幻想から医師としての自分を守らねばならなかった。フロイトにとって、ヒステリー患者の性愛的な転移は、数多くある転移の諸形態のうちの一つというより、あの転移の発見のきっかけとなった出来事以来、転移とその取り扱いについて論じる際にいつも念頭に置かれている、特別なモデルのようなものであったと考えられる。このような恋愛性の転移の取り扱いをモデルに、治療者は患者の非現実的な感情に自ら感情的に反応してはならない、治療者は患者に感情的に巻き込まれてはならないという、フロイト的な治療態度の原則が確立されていくのである。

フロイトは、「逆転移」(countertransference) に関しては、これを治療に対する妨害として戒めるだけで、あまり詳しくは語っていない。ところが、フロイト以後、とりわけ一九五〇年代からは、逆転移には治療の「道具」として役立つ面もあるとして、これに多大な関心が払われるようになった。ごく大まかに言えば、逆転移に対する考え方は、治療者の中立的な治療態度を重んじて、逆転移をできるだけ「克服」しようとするフロイト的な立場から、逆転移は、治療者が患者の無意識を理解するための有益な「道具」であり、逆転移による同一化こそ、治療者の患者に対する共感の基底にあるものであるとする、現代的な立場へと変化してきたと言える。しかも、このような考え方の変化は、逆転移の概念そのものの拡張をもたらした。すなわち、患者の転移に対する、治療者の側の「神経症的な反応」を強調するものから、治療者が患者に向ける感情的な反応のすべてを含むものへと、逆転移の概念は拡大したのである。

2　過大な期待と「裏切られ体験」

このような転移―逆転移の現象は、心理治療の場面で最も顕著に見られるものであるが、しかし、程度の差こそあれ、看護の場面でもかなり頻繁に起こっているものである。というのは、看護的状況においてナースは、必要な援助を与えることのできる大人として、無力で依存的な患者に関わるが、まさにその点で、心理治療における治療者の立場に重なる部分が大きいからである。考えようによっては、ナースと患者の関係は、心理治療における治療者と患者の関係以上に、親と子の関係に近いと言えるかもしれない。少なくとも、世間からは「献身的」であることを当然の美徳として期待され、しかも、四六時中、患者のベットサイドにいるという、空間と時間に関する制限もあってないようなきわめて曖昧な枠組みのなかで患者と向き会わねばならないナースは、ある意味では転移―逆転移から生ずる危険にほとんど無防備のままで曝されていると言うことができるのである。

そこで以下に、看護の場面における最も典型的な転移―逆転移の現象として、ある種の患者がナースに対して抱く幻想と、その幻想に巻き込まれた「献身的なナース」が患者に対して抱く幻想が、いかに二人の「看護的」関係をこじらせ、本来は「患者のために」あるはずのこの関係を歪めていくことになるのか、その過程を少し詳しく見ていくことにしよう。

誰でも病気になると、幾分かは退行するものである。幼児的に退行した患者は、普通に扱われることで満足しない。特別に扱ってほしいという気持ちをもっている。とはいえ、たいていの場合は、たとえそのような気持ちがあったとしても、それはあまり表立っては出てこないし、病状が好転するにつれて次第に薄れていくものである。ただし、ある種の患者の場合は別である。

ここで「ある種の患者」とは、自分に特別に親切にしてくれるナースに対して、常識の域を超えた過大な期待を抱いていては、やがて期待通りに動いてくれなくなった相手に幻滅し、恨みを募らせたり、怒りを爆発させるタイプの患者である。彼らは、相手にどの程度期待してよいものか、その「程のよさ」が判断できない。危うげで、頼りなげな彼らにほだされて、ほっておけなくなった「献身的なナース」に、彼らは不当に過大な期待や思い入れを抱く。「あなたは何でもしてくれるのね」「あなただけが、私のことを分かってくれる」、と。ところが、このような全面的に「良い」母親イメージを転移された「献身的なナース」は、「私が何とかしてあげなければ」「この人のことを分かってあげられるのは、私だけだ」という熱意を一層強めながら、その熱意が、患者に「よく思われたい」「感謝されたい」という自己愛の欲求に由来するものであることに気がつかない。そして、彼女の方でもまた、「これだけしてあげるのだから」という一方的な期待や思い入れを患者に対して抱くのである。

特別に「愛される」ことを求める患者がナースに対して抱く期待と、患者に「よく思われたい」「感謝されたい」と思うナースが患者に対して抱く期待が、ともに看護的状況から当然とされるものを超えてふくれ上がるのは、それらがいずれも自己愛の欲求に由来する転移―逆転移から生じたものだからである。

とはいえ、それでも最初のうちは、ナースも患者もお互いの期待に「何とか応えよう」とするものである。しかし、その期待は常軌を逸したものであるだけに、しょせん、生身の人間には「応えきれない」。たとえば、幻想的な期待のなかで、ナースは何でもしてくれる、何でも分かってくれると思い込んだ患者は、このような期待に乗せられて、全能的な母親の役割を演じようとするナースに、だんだんその特別扱いへの要求をエスカレートさせ、無理難題を次々ともちだすようになる。場合によっては、彼らの言いなりになることが、病院内でのそのナースの立場を悪くするかもしれない。こうして、窮地に立たされた「献身的なナース」は、最後には、彼らを背負いきれなくなるのである。

他方、患者からの幻想的な期待に乗せられたナースはナースの方で、「これだけしてあげるのだから」「きっと分かってくれるはず」という幻想的な期待を患者に対して抱き、また実際に患者は、この飽くなきナースの期待に応えるかのように、一時的には見違えるほどよくなるが、しかし、いかんせん長続きしない。やがてナースの期待を負担に感じるようになり、この期待に応えきれなくなる時が必ずくるのである。

こうして、ナースと患者の順風満帆のハネムーンともいうべき陽性転移―逆転移の時期は終わりを

図1　期待から怒りへのプロセス

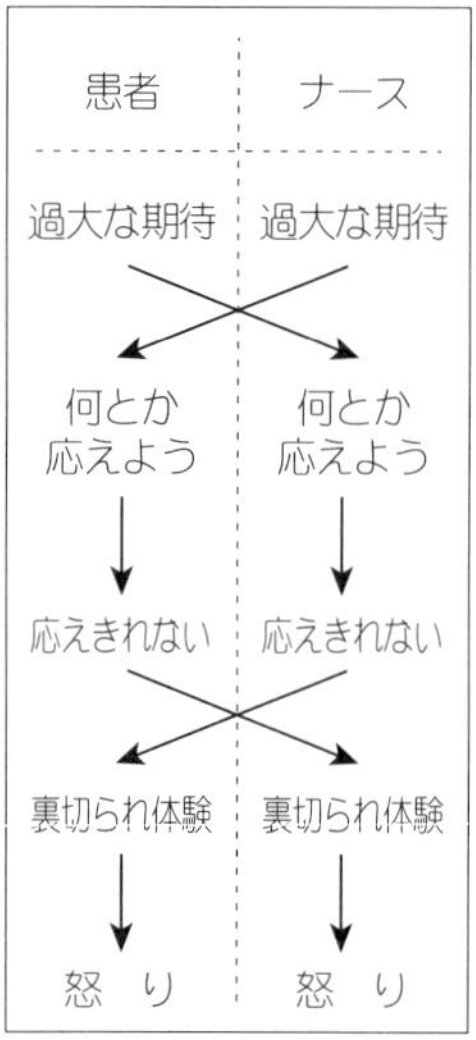

告げ、それに代わって激しい陰性転移―逆転移の時期がやってくる。ナースと患者は双方ともに、次第に、相手の期待に応えきれない自分に対しては無力感を、自分の期待通りに動いてくれない相手に対しては「失望」「幻滅」を感じるようになる。たいていは、まず患者が自分の期待を満たしてくれなくなったナースに幻滅し、激しい怒りや憎しみの感情を抱き始める。そして、このような陰性の感情を向けられたナースもまた、人間の自然な情として、これに対応する陰性の感情を患者に対して抱くようになるのである。患者は自分の期待を裏切ったナースを「見損なった」と思い、「あの人だけは許せない」と怒りを感じる。ナースはナースで、自分の親切を無にした患者に対して「見損なった」と思い、恩を仇で返すかのように逆恨みしてくる患者には「あの人だけは許せない」と怒りを感じる。このような患者とナースとのやりとりは図1のように示すことができるだろう。こうなるともはや、二人の関係は「看護的」な関係ではなくなっている。一方の怒りや憎しみに対して、他方が「復讐」で応じるような関係は、「育て養う」ことをその語源とする「看護」(nursing)とは、どう考えても無縁だからである。

この種の患者が起こす転移の特徴は、陽性転移と陰性転移の間で、一方から他方へと突如として転換がはかられるため、同じナースがある時には「心酔」の対象となり、ある時には「幻滅」の対象になるというふうに、短期間に転移像がまったく逆転してしまうという点にある。この場合、患者はナースを良いところと悪いところを併せもつ全体的な人間として経験するのではなく、全面的に「悪い」対象像を分裂・排除（splitt off）して全面的に「良い」対象像を転移するか、あるいは全面的に「良い」対象像を分裂・排除して全面的に「悪い」対象像を転移するか、そのいずれかになる（図2参照）。実は、このような全面的に「良い」か「悪い」かに分裂した対象関係と、極端から極端への転移感情の急変（心酔―幻滅）こそ、この種の患者が幼少期以来、「認識されていない逆転移」の犠牲者との間で繰り返し再現してきたものなのである。

図2　転移像の逆転

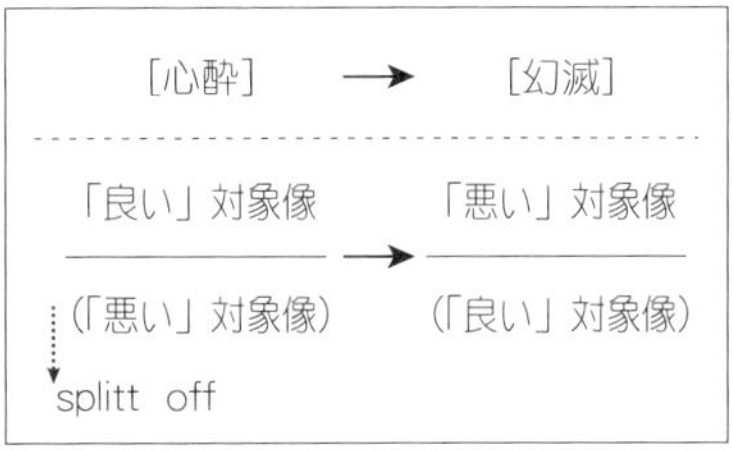

3 「空回りする熱意」の背後にあるもの

それにしても、ある種の「献身的なナース」が、「気の毒な患者」「可哀相な患者」に対して特別に心を動かされ、過剰に何とかしてあげたい、助けたいという熱意にかられるのは何故だろうか。もちろん、いかなる場合でも、ナースの熱意は必要であろう。ただ問題なのは、その熱意が自己愛の欲求に由来する「認識されていない逆転移」から生じている場合である。彼らは、自己愛の欲求を満たすために（あるいは、自己愛の傷つきを癒すために）、「あなたは本当にいい人ね」というように、患者から「理想化」されることを必要としている。確かに、患者によるナースの「理想化」は、ナースにとって心地よいものである。とりわけ、ナースが病院という組織のなかで一人浮いていたり、あるいはナース自身が、幼少期に見捨てられた寂しさを感じて育った場合には、なおさらそうであろう。

自己愛的なナースは、患者から「感謝され」「称賛され」ることで、自分の存在の不確実感をぬぐいさり、患者に「好かれ」ることで自分のことを「好き」になることができる。その意味では、非常に逆説的ではあるが、患者こそナースを養っている転移的母親であると言えるかもしれない（H・F・サールズ『逆転移（二）』みすず書房、一九九一年、二五頁、参照）。だが、もしそうだとすると、「理想化されなくなる」ことは、母親に見捨てられるのと同じようにナース（の自己愛）を傷つけることになる。この種の「献身的なナース」が、患者に「好かれ」たいと願うあまり、馴れ合いの「患者の側に立つこと」しかできず、いつまでも幼稚な仕方で頼ろうとする患者の言いなりになってしまうのはそのためである。こうして、本来「患者のため」の関係であるはずの「看護的」関係が、ナース自身の「見捨てられコンプレックス」のせいで、およそ「看護的」ならざるものに歪められていく。もっとも「献身的」で「情熱的」なナースが、実は「患者のために」ではなく「自分のために」働いているのである。

しかし、自己愛の欲求を満たすために、相手から「理想化」されることを必要としているのは、何もナースだけではない。ナースと患者はともに自分が「理想化」した相手から「理想化」されることを必要としているのである。自己愛的なナースと自己愛的な患者は、それぞれが相手を、自分の自己愛の拡張という観点から利用し合っているのであって、このようなもたれ合いの関係は一時的に燃え上がることがあっても、すぐに冷めて行かざるをえない。お互いの「見捨てられコンプレックス」が共振れすることで急接近した二人の関係は、また同じコンプレックスが共振れすることで、にがにがしい失意と憎悪のうちに、やがて崩壊することになるのである。

自己愛的なナースは、患者の転移に触発された逆転移のために、自己愛的な患者は、ナースの逆転移に触発された転移のために、知らず知らずのうちに、それぞれがかつて母親との間で味わった、過剰な思い入れ―見捨てられという心理的体験を反復する。母親に十分受け入れられなかったと感じて育ったナースは、自分が母親にしてほしかったことを気の毒でかわいそうな患者にしてやることで自分自身が心理的な満足を得ているが、しかし、それは患者によって理想化されている限りのことで、患者がナースを現実的に見始める（理想化しなくなる）や、そのようなナースは途端に傷ついてしまうのである。また、幼い頃に母親に拒否され見捨てられたと感じて育った患者は、ナースに対して全面的に「良い」母親の役割を期待する一方で、あたかもナースのなかにかつての母親の態度と同じものを見出そうとするかのように、そのナースを怒らせ、愛想をつかせることに躍起になるのである。

そして、この患者の完全に矛盾する母親役に耐えきれなくなったナースは、最後には嫌気がさして「それなら勝手にしたら」と差し出した手を引っ込めてしまう。これこそ、かつての母親（全面的に「悪い」母親）と同様の仕打ちであって、患者の側から言えば、またしても裏切られ体験、見捨てられ体験の反復なのである。

この種の患者は、援助の手を差し出してくれる大人との別れの経験を、自立、出発、再生というコンテキストのなかで体験することができない。彼らが本当に立ち直るためには、ナースという「新しい対象」を相手に、依存と分離の経験を「裏切られる」「見捨てられる」というコンテキストではなく、それとは別の新しいコンテキストのなかで体験し直さなければならない。しかし、そのためには、ナースには、たとえ全面的に「良い」対象像を転移されても増長することなく、また逆に、たとえ全面的に「悪い」対象像を転移されても「復讐」で応じないだけの、必要な冷静さを保ちつつ、なおかつ患者を暖かく見守り続けていくことが求められるのである。言い換えれば、患者のプラスの幻想にもマイナスの幻想にも巻き込まれることなく、彼らの幻想が薄れていくまでじっと耐えていくこと、とりわけ、患者がナースを現実的に見始めたことと結びついた、「小さな幻滅」にも余裕をもって耐えていくことが求められるのである。

とはいえ、このことはナースにとって、なかなか容易にできることではない。たとえば、看護職に就いたばかりの若いナースは、多かれ少なかれ自分の仕事に自信をもつために患者からの過大評価＝

プラスの幻想を必要としており、それだけ、逆転移に巻き込まれる危険性が高いと言えるからである。この危険性を回避するためには、ナースは自己愛的な過信を戒め、慢心しがちな自分を絶えず警戒することが大切である。しかし、ナースにとってもっと大変なのは、何といっても肯定から否定へと転移像が急転した後の、マイナスの幻想に耐えていくことであろう。このとき、ナースに向けられる怒りや憎しみの強さは、その直前にどれだけ患者に過大な期待感や思い入れを抱かせたかに比例する。先に、患者から「理想化される」ことはナースにとって気持ちのよいものであると述べたが、ある意味では、転移感情の急転によって、ナースはいったんは「理想的なナース」という幻想に酔いしれた「ツケ」を支払わされているのである。しかし、「ツケ」にしては、その支払いはあまりにも大きいと言わねばならない。というのは、患者のナースに向けられる怒りや憎しみには、幼少期以来ずっと自分が不当に扱われてきた恨みも重ねられているからである。この「濡れ衣」とも言える激しい陰性の転移感情に耐えていくことが、果たして自己愛的なナースにできるものなのだろうか。むしろ、こういう事態に至る前に、そもそも親切や優しさの安売りによって、患者に過大な期待感や思い入れを抱かせないこと、そして、大変な患者については一人で抱え込まず、他のナースとの連携を常に心がけることが大切であろう。

これまで、私たちは「患者のため」を思う「献身的なナース」の熱意の背後に、自己愛的な動機があること、彼女らはどんなことをしてでも患者に「よく思われたい」「感謝されたい」と思うあまり、結局は、必要な距離を保つことができず、「看護的」な関係を歪めてしまうことを見てきた。しかし、考えてみれば、患者の「情にほだされる」ことが、いつも悪い結果を招くとは限らないはずである。そこにナースの「気づき」さえあれば、患者によって感情的に動かされることは、むしろ高い共感性の現れとして、「看護的」な関係にとって必要なもの、看護という仕事に携わる者にとって望ましい資質であると考えられるのである。だとすれば、私たちは、ナースの職業的な危険として、「逆転移に巻き込まれること」とは逆方向の、「逆転移に巻き込まれることへの過剰防衛」とでも言うべきもう一つの危険も認めないわけにはいかないのである。

4 もう一つの落し穴――逆転移への過剰防衛

私たちがフロイトに関する文献を読んでいてしばしば驚かされるのは、フロイトが治療態度について表明した見解と、彼が実際に患者に対してとっていた態度との間には大きなずれがあるということである。フロイトは、あれほど理論的には患者の転移に巻き込まれることを戒め、中立的な治療態度を強調していたにもかかわらず、実際の治療的関係のなかでは、かなり患者の「情にほだされ」やすく、たびたび逆転移を起こしては感情的な中立性を保てなくなっていたのである。たとえば、有名な「ねずみ男」の症例。フロイトは、この症例において、患者ねずみ男の亡父への「喪の仕事」を助けることで、自分自身の亡父への「喪の仕事」を完遂しているが、これは明らかに、自分と同じ苦悩を抱えた人物への逆転移のなかで遂行された「喪の仕事」である。

このように患者の境遇や気持ちにきわめて同化しやすく、またいわゆる治療的野心の強かったフロイトは、自分自身のそうした性格傾向の対極にある治療態度を心がけることで、患者との「程よい」関係を築くことができたと考えられる。だとすれば、フロイトが強調してやまなかった禁欲規則や中立性の原則は、どうやら彼の弟子たちに対してだけでなく、まず誰より自分自身のこのような性格傾向に対する自戒の意味が大きかったのではなかろうか。

さらに、フロイトが最初どのような種類の患者を治療対象としていたのかという面も見逃してはならない。フロイトはつねにヒステリーの女性患者の性愛的な転移にさらされ、彼女らの幻想から医師としての自分を守らねばならなかった。禁欲規則をはじめとする彼の治療態度は、そのような実践的な課題から要請されたのだと考えられよう。先に私たちは、フロイトにとって、性愛的な転移は、数多くある転移の諸形態のなかの一つというより、いつも念頭に置かれている特別なモデルのようなものであると述べたが、フロイトの治療態度に関する主張もまた、このような性愛的な転移をモデルに、それに対して治療者がとるべき態度という観点から考えられたものである。

このように見てくると、私たちがフロイトの治療態度に関する主張を受けとめるに当っては、彼自身がどういう性格傾向の持ち主であり、当初どういう患者を治療対象としていたのかといったことをコンテキストにして、これを受けとめるべきなのである。

ところが、もし、そのコンテキストが違えば、これとはまた別の治療態度が強調されなければならないはずである。事実、フロイト以後の治療態度に関する考え方は、逆転移解釈の変遷とも結びついて、治療者の中立的な治療態度を重んじて、逆転移をできるだけ「克服」しようとする古典的な立場から、むしろ、逆転移による同一化こそ、患者への理解や共感の基底にあるものだとして、より「能動的」な治療態度を推奨する現代的な立場へと変化してきたのである。一般に、ある治療態度に関する主張が意味をもつのは、つねにそれが説かれる一定のコンテキストにおいてであり、そのようなコンテキスト抜きに、「中立的」な治療態度が正しいとか、より「能動的」な治療態度が正しいとかを言ってみても仕方がないのである。

ナースの典型的な職業上の危険、ナースの陥りやすい落し穴は、一つではなく二つである。一つは、患者の転移感情に「巻き込まれて」、必要な距離を保てなくなるという、前に述べた「献身的なナース」の落し穴であり、もう一つは、感情に「巻き込まれる」ことを過度に恐れるあまり、患者との距離を縮められなくなる「防衛的なナース」の落し穴である。これをナースのライフサイクルに関連づければ、前者は、若手のナースが陥りやすい落し穴であり、後者は、ベテランのナースが陥りやすい落し穴であると言えよう。そもそも、ナースが年齢を重ね、経験を積むことは、患者との間に「自然な距離」をつくり出すのであって、このナースのライフサイクルの変化とともに、ナースの側から心がけるべき距離のとり方は変わってくるはずである。ベテランのナースの落し穴は、ナースとしての自分を守るためにとってきた防衛的な態度が、いわば「性格の鎧」となって身についてしまい、やがて、あらゆる看護活動の前提であったはずの、患者への「共感性」を失ってしまうことである。こうして私たちは、看護職に就いて何十年というベテランのナースのなかに、若手の頃陥りがちであった危険に対して過度に自分を防衛し続けた結果、患者に共感する力をまったく衰弱させてしまった人を数多く見出すことができるのである。

5　二重の関わり、健康な分裂

これまで、まず、フロイト的な逆転移の捉え方（逆転移は治療の「障害」であり、「克服」すべきものである）に従って、ある種の「献身的なナース」が、その「認識されていない逆転移」のために、患者との関係をいかに「歪んだ」ものにしていくかを考察し、そして次に、現代的な逆転移の解釈（逆転移による同一化こそ、「共感」の基底にあるものである）を手がかりに、「防衛的なナース」が、「逆転移への過剰防衛」のために、患者との関係をいかに「不毛な」ものにしていくかを見てきた。このように、逆転移をどう捉えるかという問題は、どのような患者との関係の結び方や距離のとり方を心がけるべきか、という看護的態度の選択の問題と密接に結びついているのである。

逆転移の二つの捉え方は、逆転移（countertransference）という言葉のcounterという接頭語の二つの含み、すなわち、「対して」（対抗、反対）という意味と、「近くに」（近接、類似）という意味に、それぞれ対応するものである。そのどちらの側面を強調するかによって、ナースのとるべき看護的態度がまったく逆になるということは、私たちに、そもそもナースの看護的態度が、両極的な二重性において捉えられねばならないということを教えてくれる。ナースは、患者を援助するために、一方では、「共通の基盤」に立つ者として患者に「共感」しながら、他方では、「対立する者」として患者を冷静に観察しなければならない。ここで、とくに注目したいのは、このようなナースの二重の関わり方〔H・ラッカーの言う「健康な分裂」（H・ラッカー『転移と逆転移』岩崎学術出版社、一九八二年、八五頁参照）〕が、いま述べた逆転移の二側面とほぼ対応していることである。ナースは、この両極的な二重の立場に堪えていかなければならない。もし、ナースがこの両極性の内部に踏みとどまることができず、二重の関わりの一方を放棄するならば、たとえば、（馴れ合いの）「患者の味方」になることで「対立する者」としての側面を放棄するならば、彼女は必ずや「認識されていない逆転移」の犠牲者となるであろう。

このような二重の看護的態度を、「現実」と「幻想」への二重の関わりという視点から眺めればどうなるだろうか。ここで、私たちが注目したいのは、ある意味では、ナースは患者にとって現実的な存在にとどまろうとしながら、別の意味では、あえて幻想的な存在であろうとしている、という二重の関わり方である。ナースは、ある程度まで、患者の転移対象が果たす役割（母親役）を演じながら、他方では、現実的なナースであり続けようとしている。つまり、母親がその子どもに対してするように振る舞いながら、同時に、あくまでもナース（職業人）として患者の役に立とうとしているのである。

また、この二重の関わり方を患者との距離のとり方に絡めて言えば、ナースは、一方では、患者との距離を縮めて、患者につねに近づこうとしながら、他方では、近づきすぎないように、患者との一定の距離を保とうとしていると言うことができる。ユング派のヤコービは、分析家が心がけるべき二重の「距離感覚」を、「分析家と被分析者との関係は、諺にあるように『一フィート内へ、一フィート外へ』ということである」（M・ヤコービ『分析的人間関係』創元社、一九八五年、一五五―六頁）と簡潔にまとめているが、ナースの「距離感覚」も二重の方向性をもつという点ではまったく同じである。すなわち、ナースは、患者の感情に触れるために、患者との関係の内へと入ろうとしながら（「一フィート内へ」）、同時に、目の前で起こっていることを「余裕をもって」眺めるために、患者との関係の外へと出ようとしている（「一フィート外へ」）のである。

私たちはもはや、二重の関わり方のどちらか一方だけを、つねに「正しい」と考えることはできない。責任あるナースは、この看護的態度の両極的な二重性のなかで、どちらの極にウェイトを置くべきかを、そのつど相手により状況に応じて、柔軟に変えていかなければならない。前に述べたように、ナースの年齢や経験もまた、そのような状況を構成する条件の一つである。もし、ナースが年齢を重ね、経験を積むにつれてナース側から心がけるべき看護的態度が変わるとすれば、つまり、両極的な二重性のなかでのウェイトの置き方が変わるとすれば、私たちは、従来の若手からベテランへという直線的な成長モデルをもはや維持できず、ナースにはそれぞれのライフステージでの完成があるという、新しい成長モデルを取り入れなければならないであろう。

おわりに

フロイトおよびフロイト以後における「治療的関係」に関する議論から、私たちが学ぶことのできるものは多いと思う。「転移—逆転移」という観点から、ナースと患者の人間関係において働く非合理な要因を捉えることは意味のあることである。しかし、ちょうどフロイトの逆転移の捉え方とフロイト以後のそれとの強調点の違いから、治療的態度の二重性、治療者の二重の関わり方が鮮明に浮かび上がったように、「治療の人間関係」に関する議論と「看護の人間関係」に関する議論を重ね合わせ、その共通点と相違点を明確にすることで、それぞれの関係の特質を浮かび上がらせることもできるだろう。たとえば、治療的「距離感覚」と看護的「距離感覚」は、二重の方向性をもつという点では同じでありながら、その二重性のなかで、援助者がどういう距離のとり方を心がけるべきかは、治療的状況と看護的状況におけるのとではかなり違っているはずである。私たちは「看護における人間関係」という主題を深めるために、「治療的関係」に関する議論から学びつつ、あくまでも看護的状況に立脚した学問を構築しなければならないのである。

最後に、もう一つだけ言っておきたいことがある。それは、逆転移に対するナースの「気づき」の問題である。はたしてすべてのナースが、自分が逆転移を起こしていることに気づきうるのだろうか。それに対する答えは、残念ながら、「問題のある」ナースほど気づかない、少なくとも患者の転移に巻き込まれている当座は気づかない、という否定的なものにならざるをえない。最も気づかなければならないナースが、最も気づかなければならない時に気づかないのである。「問題のある」ナースとは、誤解を恐れずに言ってしまえば、「不幸なナース」である。いやナースだけに限らないのかもしれない。心理療法の世界であれ、教育の世界であれ、援助する立場にある人自身が「不幸」である時、その人の援助のあり方は、「認識されていない逆転移」によって歪められざるをえない。クライエントがいなくなれば、自分自身がノイローゼになってしまうカウンセラー。いつも生徒から称賛されていなければ気がすまない教師。患者から「よく思われ」「感謝され」ることで初めて、自分のことを「好き」になることのできるナース。彼らはどうしようもない自己の存在の不確実感に悩まされており、ひょっとしたら、そのような「不幸」から救われるためにカウンセラーになり、教師になり、ナースになったのかもしれない。対人援助の仕事に従事しようとする人は、「他人のために」役立とうとしながらも、その人を自己愛の拡張のために利用する必要のない人、「自分を楽しむ」ことのできる人でなければならないと思うのである。

●――参考文献

L・シェルトーク／R・ド・ソシュール、長井真理訳『精神分析学の誕生――メスメルからフロイトへ――』岩波書店、一九八七年
H・F・サールズ、大森和宏ほか訳『逆転移一』みすず書房、一九九一年
H・ラッカー、坂口信貴訳『転移と逆転移』岩崎学術出版社、一九八二年
M・ヤコービ、氏原寛他訳『分析的人間関係』創元社、一九八五年

第5章 テキストとしての闘病記

看護教育への視座

淘江七海子

井上陽水の『人生が二度あれば』という曲が、ときたまラジオから流れてきた。でも私は人生が二度あればなどと考えるのはよそう。今の人生を精一杯生きられない者が、二度目の人生など生きられるはずがあるだろうか（星野富弘『愛、深き淵より。』一二〇頁）。

1 看護の専門職化と看護婦養成

看護教育の基盤

身近に病む人やけが人がいれば、人は誰でも自然ないたわりの気持ちから、その患っている人が少しでも楽になるように、日常生活を助けてきた。家族であれ、隣近所の人々であれ、ともかく身近にいる人が、助けあって身辺の世話をすること、これが看護の原点である。その後、宗教的関心から看護を行なう人や、あるいは職業として看護を行なう人が生まれたことから、いわゆる看護の「専門職化」が進んできた。

日本では、一八八四年に看護を「専門」の職業とする人たちの養成機関ができたが、そこで導入されたのは、ナイチンゲール方式による看護婦の教育訓練であった。しかし、こうして看護婦の養成機関はできたものの、看護婦の社会的地位や専門性を高めることは容易でなかった。看護婦としての独自の仕事というより、医者の補助的役割しか期待されなかったからである。戦後、GHQによるさまざまな改革の一環として、米国の看護指導者による一連の厚生行政や看護教育、そして看護実践の改革が行なわれた。このような背景のなかで看護教育のカリキュラムも改正され、看護を行なうにあたって「患者の健康回復のみでなく、健康の保持増進を含むこと」や「単に身体的世話だけでなく、人間を精神的・社会的側面からもとらえ統合してかかわること」が強調されるようになった。

看護教育はそのカリキュラムのなかに実習が多いという点で、一つの特徴をなしている。いわゆる「実践に学ぶ」というスタイルである。しかし、実践で学ぶためには、臨床の場で行なわれていることを解釈する枠組みを保有している必要がある。看護実践を通して学ぶための視点をもたなかったら、単にその場に居合わせたという経験しか残らないであろう。そう考えれば、看護教育がしっかりとした基盤の上に立つには、そもそも看護をどのように捉え、看護場面で生起する事象をどのように解釈するのかという、理論面での整備が急務である。その点で、一九七〇年以降の米国における看護理論の進展には目をみはるものがある。ペプロウに代表される発達モデル、ロイの適応システムモデル、オーランドやウイーデンバックなどによる相互作用モデル等の看護理論が日本に紹介され、看護教育に関する教育研究や看護実践に広く応用されるようになった。

看護職を志す者が、その学生時代にまず始めるのが、看護の歴史や先達の理論を学ぶことである。理論は臨床の場において生起するさまざまな事象を、秩序立てて整理し、解釈するための枠組みを提供してくれるからである。看護学は実践的学問であり、フィールドでの研鑽が重視される。だからこそ、逆に理論がおろそかになってはならないと思うのである。

看護職へのオリエンテーションと闘病記の活用

筆者は、三年課程の看護学科新入生が「看護職」についてどのようなイメージを抱いているのかを調べるために、毎年授業の最初にアンケートを実施してきた。たとえば、看護職に対するイメージをたずねてみると、「価値ある」「機敏な」「親切な」「礼儀正しい」という項目が多く選択され、毎年上位にランクされている。一方、マイナスのイメージとしては「重労働」が指摘されており、世間でみられる看護職のイメージが、これから看護を学ぼうとする新入生のイメージと重複していることがわかる。要するに、やりがいのある仕事ではあるが、同時に、きつい仕事であるという認識をもっているのである。

平成二年に「看護の日」が制定され、病院での看護体験や看護学校一日体験入学などが各地で実施されるようになった。また、医療費の高騰、少子高齢化社会の進展、介護保険制度の開始（平成一二年四月）などに関連して、新聞等では看護関連の記事が増加している。そうした影響もあって、新入生の看護に対する認識度が高まり、入学時点での目的意識も比較的はっきりしてきた印象を受けている。たとえば、入学時点ですでに「相手が求めていることを理解できるようになりたい」、「カウンセリングや家族への援助を学びたい」、「相手に元気や勇気を与えられるようになりたい」と患者理解や看護援助への高い意欲を示し、また、「在宅看護に関心がある」、「ガン告知やその対応を学びたい」、「院内感染や労働条件に関心がある」、「難民救援活動に参加したい」といった明確な問題意識をもっている学生も多い。さらに「祖父が一ヶ月間意識不明であった」、「老人ホームでボランティア体験をした」、「一〇歳の時入院し、看護学生に受け持ってもらった」など、かつて何らかの形で医療や看護の場面に接したことを看護職への志望動機とする学生もいる。こうした明確な動機を持ち、意欲的に学習に取り組もうとする学生が増えているだけに、彼女らの期待を裏切らない、質の高い魅力的な授業が求められている。

反面で、入学したばかりで実地経験の少ない学生が、言葉のうえでこれらの理論を学ぶことには、どうしても限界がある。実践場面での経験がないので、学習は諸概念の単なる暗記にとどまり、その意味するところを具体的イメージのなかに翻訳しながら理解することが難しいからである。こうした看護教育の現状を改善するための一つの方法は、患っている人の闘病生活とその人への看護援助のあり方を描写した、優れた記録（たとえば「ビデオ作品」や「闘病記」）に接することであろう。今日の大学教育では、目的をもった学習活動を支援していくために、新入生へのオリエンテーションをどのように組織するかという点が問われている。入学時のガイダンスにおいて、看護職の使命や理念を高らかに宣言しても、学生の耳に残ることは少ない。漠然とした授業を行なったのでは、せっかく期待をもって入学した学生に、学業への失望感を与えかねない。そうした事態を避けるための一つの方法は、入門の授業を通して専門教育へのオリエンテーションを図っていくことである（加野芳正「変わる新入生と大学の対応」『ＩＤＥ・現代の高等教育』三七五号、一九九六年）。そのために、入門の授業は、学生の興味関心を満足させ、学習意欲を高めるような工夫が、とくに求められるのである。

『愛、深き淵より。』

このような問題意識から、筆者は基礎看護学において、患者の闘病記に記述されている看護学生の実習場面を紹介したり、小説『ジョニーは戦場へいった』で、人間的看護を行なう看護婦の姿を伝えたり、あるいは、ＮＨＫで放送された「あなたの声がききたい」に現れる看護活動をビデオで流す等の工夫をしている。こうした臨場感のある教材を用いた講義は、学生が興味深く聴講するので教育効果も大きい。なかでも、私が近年の授業（基礎看護学）で利用しているのが、頸髄損傷のため九年間の入院生活を余儀なくされ、その後も下半身麻痺の状態で日常生活を送っている星野富弘さんの闘病記（『愛、深き淵より。』立風書房）である。星野さんは昭和二一年四月、群馬県勢多郡東村に生まれた。彼は教育学部保健体育科を卒業し、中学校体育教師として赴任したが、放課後のマット運動練習中の事故により、就職後わずか二ヵ月で「第四頸椎前方脱臼骨折・頸髄損傷」を負うこととなった。そのため肩より下が完全麻痺し、日常生活のすべてに他人の世話を必要とするという、まれな重度障害者になった。『愛、深き淵より。』は、彼の九年にわたる入院生活を綴ったものである。

一般に闘病記には、死にゆく患者の手によるものが少なくないが、この書物は、体がまったく動かなくなって、ただベッドの上で天井を見つめる毎日であった星野さんが、わずかに動かすことのできる口に筆をくわえて文字をつづり、絵を描けるまでになる経緯を綴った「精神史」の物語であり、同時に「感動」の物語である。この闘病記のなかでは、その道程を振りかえって語る星野さんの言葉の一つ一つが特に印象的である。その言葉から、私たちは絶望と苦悩の淵に沈んでいる患者の気持ちや感情の機微に迫ることができるし、患者との関わり方の原点を学ぶことができる。また、私が以前にかかわった看護学生は、実習中のもっとも苦しく挫折しそうになった時に、この闘病記に励まされ、危機を乗り越えることができた。その意味で、看護婦になること、医療に従事することの職業的な使命感を喚起してくれる書物でもある。以上が、この闘病記を授業の入門で取り上げる大きな理由である。

2　闘病記から看護の身体技法を学ぶ

患者の自尊感情への配慮

星野さんの闘病記に、少しユーモラスに看護学校の実習生と出会う場面がある。それは、神経麻痺のため、自分の力で排便することができないので、インターフォンに向かって「星野ですが、浣腸してください」と頼んだら、看護婦さんのあとから五、六人の看護学生がくっついてきたという場面である。

彼女らはみな一九歳。私は動けないといっても恥ずかしいということだって、自尊心だって正常に持っている二十代の男。「浣腸してください」とマイクに向かって大声で言うのも、私が長い間かかって身につけた、のがれようのない、恥ずかしさをかくす知恵だったのに。

彼女らは真剣な顔で私のむき出しの下半身をのぞきこんでいた。（中略）

看護婦さんが私の足を持ちあげてよくみえるように説明している。私は目をつぶった。手が動けば耳もふさぎたかった。顔もおおいたかった。いや、手が動けばこんなみじめな思いはしないだろう（一二三―四頁）。

この場面は、入院して三年近く過ぎて、リハビリの方法が検討され始めた頃のことである。看護学生にとっては、日常の臨地実習（実際に病院等で看護の実践にあたること。臨地実習においては、どのような方法で何を学ぶのかという目標、内容とともに、方法の妥当性を検討することと、患者への事前説明や承諾を得ることが欠かせない）での、ありふれた一コマかもしれない。見学という点で、事故につながるものではないとしても、患者がこの実習をどう受け止めたかという心理面への影響を考慮しなければならない場面である。

一般に、治療や看護の過程で、患者が恥ずかしさやつらさを味わう場面は数多くある。しかし、現実の看護業務は、それを正面から取り上げたり直視したりしないことで、多くの場合成り立っている。看護も科学的であろうとして、相手の生身の身体を直視するのではなく、計器やデータと照らし合わせながら、患者に対処するという傾向がますます強まっていることも、これを助長している。看護する側は、患者は恥ずかしいとは感じていないということを前提にして、素っ気なく振る舞うことが多い。その方が、患者に対してあれこれ思いめぐらさなくてすむので楽であるからだ。しかし、そのことが患者の自尊感情を傷つけていることが少なくない。これでは、患者中心の看護とはいえないであろう。

患者の恥ずかしさや辛さを認めることは、看護者自身が感じている恥ずかしい思いを認めることである。確かに、看護に余計な感情が入ってくると、安定した気持ちで看護にあたるのを困難にする。しかし、だからといって、心に湧いてくる気持ちにふたをしたり、感じていることを感じていないように振る舞うことは、人としての自然な姿から離れてしまうことにもなる。患者にとっても看護者にとっても取り扱うのにやっかいな〈人間の感情〉を視野にいれた看護を創り出していくことが、今後の看護にとっての大きな課題である。この場面を通して、ともすれば患者の感情に対する配慮が欠けてしまいがちな現代の医療と看護に警鐘を鳴らし、人間の感情に配慮した看護の必要性を学生とともに学び、考えることができるのではないだろうか。

芸術や文芸と癒しの力

受傷直後の星野さんは、横隔膜を動かす神経が無事だったため、かろうじて腹式呼吸が可能だった。しかし、体力なども低下していて、普通の人が保持する呼吸量の半分以下であるという危険な状態が続いていた。頸部も固定され少しも動かすことを許されない。気管切開後は声もまったくだせなくなる。くる日もくる日も天井をみつめたまま、目をパチクリさせることしかできなくなってしまった。当然、眠れぬ夜が続くことになる。そうした夜をどうにかしたいと「数を数える」、「掛け算の九九をそらんじる」ことを試み、ふと中学生のころ暗誦していた詩を思い出した。覚えている限りの詩を片っ端から心の中で何回も復唱してみた。すると、いつの間にか穏やかな眠りにつくことができたのである。

漢詩の雄大で美しいひびきは、不安と悲しみでクシャクシャにからみあっていた心の糸をときほぐし、三好達治の「いしの上」は重く閉ざされた心の中に、やさしい風とほんのり香る花びらを舞い散らし、私はいつしか詩の世界をゆっくりと歩き、たわむれ、そして快い疲れのうちに、眠りの世界にはいっていった。その時私は、彼らの詩の真の美しさを知ることができたような気がした。今まで短い文字の配列にしかすぎないと思われるような詩でさえも、いきいきとした命をもって私のなかに広がっていった（四八頁）。

苦しい時にも心のなかで繰り返しつぶやくことのできる詩のフレーズ。彼はこのような詩の真の美しさを知るとともに、今まで短い文字の配列にしか過ぎないと思っていた詩が、いきいきとした命をもっていることに気づいたのである。美しい音楽や絵画、そして美しい言葉は、人間を癒す力を秘めている。

人間は生きることの意味を求める動物である。とりわけ、病いに侵され、苦悩と絶望の淵に立ったとき、自分の生や死について考えることが課題として立ち現れ、そのことは、世界が今までと異なって見えるような経験へと結びつく。河野博臣は「人間が本当に弱さを知ったとき、人間の真実に目が向き、愛に芽生え、すべてを大切にする愛する心ができてくる。道端の一本の草にも大きな自然の力を見、大都会の中で多忙なために忘れ去っていた自然の四季に目を見開くことができる。そして、弱さの強さ、暗さの光、死の中の生、生と死の意味に、深い自然の法則に、気づくことができる」(「メタファーとしての老い」多田富雄・今村仁司編『老いの様式』誠信書房、一九八七年、一七五頁)と述べている。

人間が生命の危機に直面したとき、そして、それを自己の運命として受容できたときに、自然や芸術の美しさに感動することが少なくない。そのことによって、逆に生きていることの喜びを感じ、精一杯生きようと思い、そして、人が人として生きていくことの奥深さを体験するのである。そう考えれば、宗教や哲学、あるいは芸術の果たす役割を、軽く扱うことはできないはずである。近代医学の著しい発展は、今までなら助からなかった人々の延命に成功し、社会全体の「長寿」をもたらした。そのことは喜ぶべきことであるに違いないが、反面で、近代的な医学装置とデータを中心にした医療になりやすく、現に「生きている」患者に全体として関わるという看護の基本的なあり方が忘れられがちである。患者が哲学書を必要とし、文学や芸術に接し、宗教にすがる。そこにかいま見ることができる人間の生きざまのなかに、看護の精神を学ぶことができるはずである。看護は人間がよりよく生きることの援助に向かう必要があると思うのである。

優れた作家とは（哲学者も芸術家もそうであるが）、豊かな感受性をもって、この世界を感じ取ることのできる人々である。星野さんは、闘病生活を続けるなかで以前にもまして詩や文学作品に親しみを覚え、そして本人自身が芸術家へと飛翔していくことになった。それは闘病生活という体験を抜きにしてはありえないことであった。

励ましの言葉をめぐって

ある日、星野さんがふと、五階（脳神経外科）の窓に立つ空色のガウンをきた女性を見ていたら、その人も私の方を見ているように思えた。それで、五階にあがって話してみると、同じ年齢でKさんといった。そのKさんのことを、次のように記している。

Kさんと話をしていると、私はとっても素直になれるような気がした。健康な人がよく私に言う、忍耐とか、根性とか、若さだとかの励ましの言葉も、Kさんの口からは一度もきかれなかった。同情もあわれみもないふつうの話をしながら、Kさんとの毎日が過ぎていった（八三頁）。

星野さんは、Kさんから「えらくもない、そうかといって、卑屈にもならない、ありのままをみつめながら、ありのままの姿で、胸を張って生きることの勇気と、その姿の美しさ」（八五頁）を教えられたと記述している。

私たちはしばしば安易に、「大丈夫よ」「すぐ元気になるよ」あるいは、「頑張れ」ということばを使う。見舞いに訪れる家族や客は、励ますことを目的として病室に向かう。そのことが生きる勇気につながる場合も少なくないが、ともすれば儀礼的になってしまう。そうすると、励ますという行為が会話の継続を妨げてしまうということにもなりかねない。「頑張って」と言われれば、「はあ」と答えるしかないからである。人は、弱音や愚痴を聞いてもらいたいときもある。そうした感情を吐露することで癒される場合が少なくないからである。その意味で、励ましの言葉やなぐさめが何の意味ももたないばかりか、かえって、現実と向き合うことを妨げ、人と人とのつながりを断ってしまうことがある。看護婦は、自分でよかれと思って、患者を慰めたり励ましたりするのであるが、患者は慰めでも励ましでもない言葉を待っていることが少なくない。

そうはいっても、病気と励ましは不即不離の関係にあることも事実である。星野さんの闘病記も、この励ましの言葉をめぐってのエピソードがいくつか掲載されている。たとえば、ある中年男性の話である。彼は星野さん本人であることに気づかずに、なぐさめ、励ますつもりで一人の青年の話（星野さんの話）をしてくれた。すなわち、その青年は鉄棒からおちてそれきり手足が動かなくなってしまい、もう何年も寝たままであること、毎日々々天井を向いただけで何もできない、ただ生きているというだけだということ、今の医学でもああなってしまうとなおらない、等々。その時に星野さんは、今まで見舞いにきてくれた人たちの言った「元気そうだね」とか「すぐなおるさ」といった言葉を、「あれは本当の言葉ではなかったのだ。きてくれた人たちのやさしさが言わせたうそなのだと思った」と表現している（七七―九頁）。

こんな場面もある。長いこと同じ部屋にいる老人が、面会に来た人たちに小声で話しているのを聞いてしまうシーンである。「あの人なあ、首から下が全部動かねんだぞ。大学まで出たって、ああなっちまったらおしまいだ」。その老人の言葉に煮えくり返るほど腹を立てるのであるが、その老人（くそ爺い）の退院の日のことである。

「星野さん、頑張ってくださいよ、絶対によくなってくださいよ」

なんということだろう。〝くそ爺い〟の目から、涙がボロボロこぼれている。私は些細なことで腹を立て、人をうらんでいた、自分の心の狭さを、恥ずかしいと思った（一五五頁）。

患者を励ますことはもちろん必要であるが、しかし、その言葉が心に響く場合もあれば、単なる儀礼の場合もある。また、励まさないことが癒しにつながる場合もある。「励まし」という、看護や見舞いにとっての常識化された行為でさえ、考えてみると簡単にはいかない。それは励ます人と励まされる人との人間関係や状況によって、解釈が多様になされるからである。その意味では、「励ます」という行為自体が、看護の難しさや複雑さを反映しているとも言えよう。

3　絶望からの生還——そのプロセスをめぐって

星野さんは空中回転したとき誤って頭部より転落したため、四肢が完全麻痺し、回生不可能とさえ思われる大けがをした。そこから、九年間の病院での闘病生活を続けるなかで、詩画に楽しみを見出すようになり、創作された作品は、展覧会などで多くの人の目に触れるようになった。九年間の闘病生活は、同時に絶望からの生還のプロセスであり、家族、医療者、患者など多くの人々から支援を受けたことについての証言の歴史でもある。本書が、今なお多くの読者を獲得している背景には、障害に負けることなく活動を続けている星野さんに対するエールの意味が込められていると思う。まずは、彼が作品を創作するまでの転機となったエピソードをいくつか取り上げてみたい。

希望の発見

入院からやがて二年近くが経過した頃の様子を母親は、「熱が出たりお腹がはったりは相変わらずで、これ以上の好転はなにも望めず、ただじっくり時間をかけて体力がつくのを待つ毎日でした。富弘としてもこれから先のことがいろいろ思いやられるのでしょう、天井をじーっとみつめていることが多くハッとさせられました。語りかけてやる言葉も見つかりません」（『愛、深き淵より。』八八頁）と記している。その星野さんの心境が、希望へと変わってくる一つのきっかけは、三浦綾子さんの著書『道ありき』と『光あるうちに』に接したことである。彼女は、ベッドの上で一三年間も病気と闘ってきた人である。星野さんは次のように語っている。

言葉のひとつひとつに、うなずいてしまうほどの感銘を受けた。そして読みすすんでいるうちに、胸の一番奥底でしっかりと巣喰ってしまって、他人にはみられないように隠してきた真黒なかなしみの部屋に、ひとすじの光がさし込んでくるのを感じた。三浦さんは言うのである。

「生きるというのは権利ではなく義務です」
「生きているのではなく、生かされているのです」

三浦さんの著作との出会いは、キリスト教との出会いにつながった。彼女の著作の随所に、聖書の言葉や、それにしたがって生きている、クリスチャンと呼ばれる人びとの姿が感動的につづられていたからである。初め、星野さんは牧師の口から、神とかキリストとかの言葉を聞くのがなんとなくいやで、その言葉がでてくると、思わず隣のベッドの人たちの視線が気になったという。それでも聖書のページをめくってもらい、読みすすめていくうちに目が釘づけになる、次のような一節に出くわした。

それればかりではなく患難さえもよろこんでいます。それは患難が忍耐を生み出し、忍耐が練られた品性を生み出し、練られた品性が希望を生み出す（九六頁）。

彼は、この聖書の言葉自体がすでに希望だったという。この頃の彼は、人生を前向きに生きなければという構えができつつあった。そして、自分の苦しみだけのために苦しみ、なげやりになっていた自分を恥ずかしくすら思う自分があった。そうした心境であったからこそ、この言葉を「希望に満ちているもの」として受け止めることができたのである。星野さんは、闘病生活から四年半を経過した一九七四年一二月二二日に、洗礼を受けることになった。

文字が書ける！

看護学生の篠原さんが星野さんを受け持ったのは、受傷から三年たった頃だった。それまで、呼吸停止やケイレンなど危機的状況に陥ることもあったが、その頃には、全身状態も落ち着いていた。とはいっても、四肢マヒは残り、機能回復の見込みもまったくなく、星野さんが不動状態（不動状態とは、さまざまな原因や理由などによって、部分的あるいは全身的にまたは一時的あるいは長期、永久的に動かないあるいは動けないまたは動いてはいけない状態）にあることに変わりはなかった。星野さんは、篠原さんのことをおとなしい感じの人だが、食事を摂らせてくれたり、からだを拭いてくれたりするときのまなざしは真剣そのものだったと記している。その篠原さんが星野さんにある提案をしたことが、星野さんの闘病生活にとっての一大転機へと導くことになった。

「その姿勢で字を書いたらどうでしょう」

なにげないひとことがひとりの人間の一生を方向付けてしまうことがある。

私も、今まで「横向きで字を書いたらどうかなあ」と母に言ったこともあったが、上を向いて書くことばかりに、あまりにも強くこだわりすぎていたために、せっかくの思いつきを隅の方に追いやってしまっていたのである。（中略）よだれがサインペンのガーゼをぐしょぐしょにして、頬っぺたを伝わって枕にしみた。慣れないものをくわえるためだろうか吐き気もしてきた。しかし、うれしかった。うれしくてうれしくてやめることはできなかった。（中略）口でだってきっと美しい文字が書けるようになれると思った。何年かかってもいい（一〇四―六頁）。

看護学生である篠原さんの提案は、三つの点で絶好のタイミングであった。一つは、星野さんが転院していったTくんの帽子に描いたサインをTくんが非常に喜んでくれるという経験をした直後であったこと、二つは、生徒や友達の手紙に自分の手でお礼をかきたいと強く思っていた時期であったこと、そして、三つ目は、彼にとって横向きで字をかくことが、上向きよりかなり楽でないかと考えていた時期であったこと、である。サインペンを口にくわえて、上向きで書くには頭を枕から浮かせたり動かさなければならず、それは何百キロもの重量物を持ち上げるほどの力が必要とされた。しかし、横向きになった顔の前にスケッチブックを立てると、首を少し前に出すことで黒いしみをつけることができた。頭を少しずらすだけで力はほとんどいらなかったのである。この学生の提案それ自体は、なにげなく口をついて出た言葉であるが、そのアイデアが、その後の星野さんの人生を大きく変えていくことになったのである。

展覧会の開催と成功

闘病生活から四年を過ぎた頃に、星野さんにぴったりの特製の車椅子が届いた。それに乗ったときのことを、「こんなうれしい気分になったのは初めてだった」と述懐している。そして、次のように語るのである。

幸せってなんだろう。
喜びってなんだろう。

ほんの少しだけれどわかったような気がした。それはどんな境遇の中にも、どんな悲惨な状態の中にもあるということが。そしてそれは一般に不幸といわれているような事態の中でも決して小さくなったりはしないということが。病気やけがは、本来、幸、不幸の性格はもっていないのではないだろうか。病気やけがに、不幸という性格をもたせてしまうのは、人の先入観や生きる姿勢のあり方ではないだろうか（一三三頁）。

車椅子を使うようになって行動範囲が広がり、院内をあちこち散歩することができるようになった。そのことによって世界が広がり、他者とのコミュニケーションが活発になり、一枝の花から広大な自然の風景を読みとることができた。この頃になると、受け取った手紙に返事を書くだけでなく、文字のかたわらに花の絵を描きそえるようにもなった。そのことを友だちはとても喜んでくれるので、ますます張りきることになった（一四六頁）。そして、絵の題材となった花については、「小さな花を毎日みつめながら寝ていると、その色、その形の美しさに、驚かされるばかりだった。花には、一つとして余分なものがなく、足らないものもないような気がした」（一四六頁）と述べている。

入院から五年、星野さんの本格的な創作活動が始まる。弟にスケッチブックをとりつける台をつくってもらい、サインペンの使い方や色の出し方にも工夫がなされることによって、数多くの作品が創り出されていった。

身障者センターの久保田稔所長から、絵の展覧会の話を持ちかけられるのは、一九七九年二月のことであった。今まで書き溜めてきたものをこのまま埋らせてしまわず、ほかの人にも見てもらったらとの話が持ちあがる。しぶる星野さんに、久保田さんは次のように説得するのである。

立派なリハビリ施設ができても、そこから出られた人を、受け入れてくれる社会がないのです。そういう中で、九年間も息子さんの手足となってこられたお母さんと、お母さんの混ぜ合わせた、絵の具のついた筆をくわえて描いた絵を通して、福祉でいちばん大切な心のつながりを紹介したいのです（一七五頁）。

「お願いします」と言ってしまったその夜、星野さんはなかなか眠れなかった。と同時に、一体誰が見にきてくれるのかという不安も当然あった。しかし、そういった心配は杞憂に終わり、展覧会は大成功であった。絵とその横にそえるメッセージは、これまでの九年間の闘病生活から、ほとばしりでてくるように描かれたもので、人々に大きな感動を与えた。展覧会場の廊下のすみにおかれた「語りかけ帳」は、感想、励まし、共感、自分の身の上話、懐かしい友達の名前などで大学ノート四冊にもなっていた。そのなかには、「どれだけ深く、どれだけていねいに自分の人生を生きるかが大切なんですネ」、「私は手も足も動くけれど、先生（星野さん）のほうがずっと、毎日を大切に生きている

図　死の受容のパターン

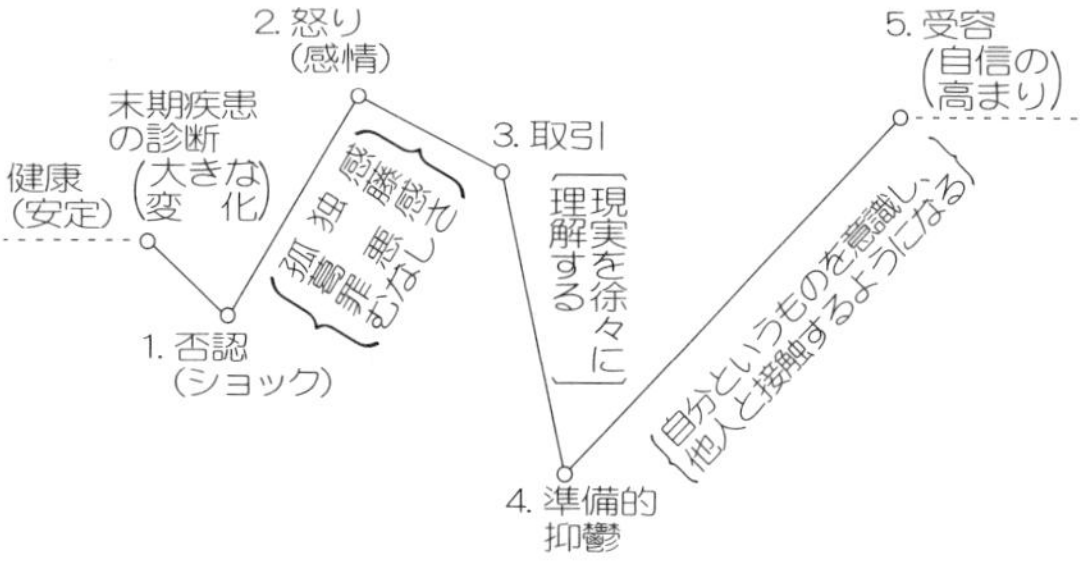

出典　キューブラー・ロス編『続死ぬ瞬間』読売新聞社、304頁より。

なあと思ったらすごくはずかしくなりました」、「〈折れた菜の花〉の中で〈強い茎になろう〉と書いていますが、この言葉が書かれるまでに、どれだけの心の闘いがあっただろうかと思います」などと書かれていた。そして、五年の間に描きためた六〇枚の絵は、すべて星野さんの手から離れ、来場した人々の手に渡っていった。

この展覧会の成功をきっかけに星野さんは、「よし、家に帰ろう」と決心する。「家に帰ることと」と「画と詩をかくこと」。これが社会(家族)のなかでの自分の役割であることを理解し、精一杯その責任を果たしていくことを決意したのである。

回復のプロセス

キューブラー・ロスは死にゆく人々の死を受容するプロセスについて、否認、怒り、取引き、抑鬱、受容の五つの段階を経て達成されるという。この五つは、自らの致命的な疾患(たとえば末期ガン)を宣告されるという衝撃から出発して、死を迎えるまでの心の移り変わりを整理したものである(図参照)。もちろん、このような心の状態を、しかもこの順序で経験するものかどうかは、おおいに疑問の残るところであろう。この点について田中は「これらは、時間の順序に沿った一連の段階ではなく、むしろ、きわめて苦痛な状態への五つの異なった適応方式とみるべき」（田中毎実「死の受容（E・キューブラー・ロス）」作田啓一他編『人間学命題集』新曜社、一九九八年、一三三頁）ではないかと述べている。

星野さんの闘病記は、死の淵からの死にゆく物語ではなく、生還という逆のベクトルの物語である。また、死へのストーリーと異なって、回復のストーリーは気の遠くなるような長い年月をかけた物語でもある。にもかかわらず、両者の心の変化には類似のものを読みとることができる。それは、最終的には希望あるいは受容へと続くプロセスだからであろうか。キューブラー・ロスの作業になぞって、頸髄損傷によって手足の自由を失った状況から、退院するまでの九年を越える日々を、五つのプロセスに整理するとしたら、およそ次のようにまとめることができる。

第一段階――ショック期（この段階では、自分におこった事態の重大さは十分に認識できないでいる）

第二段階――回復への期待期（自分に重大な障害がおこったことは認めるが、必ず直ると確信している）

第三段階――悲嘆の時期（障害を直視し、否定しがたい現実に圧倒され、将来の望みは打ち砕かれ、そして、無力感におそわれる）

第四段階――防衛の時期（障害に自らの努力で対抗し、打ち勝つことが可能であるとみえてくる。しかし、障害の重篤さや永続性を意識すると、逃避、退行、合理化という防衛反応をおこしてしまう）

第五段階――適応の時期（他者と比較するのではなく、障害者としての新たな自己固有の価値体系をもつようになり、自分の生き方に自信がもてる。障害をもったことが、人間としての価値を損なうものではないということを頭だけでなく、実感としても受け止めることができ、生きることの希望がわいてくる）

死は人生の必要不可欠な部分であり、人間の存在に意味を与えるものである。死というものがあるおかげで、私たちの生には時間的制限が課せられ、与えられた時間のなかで懸命に生きようという気持ちにさせられる。その意味で、「死ぬ過程とは、新しい状況から生まれた新しい人生を懸命に生きる過程」（キューブラー・ロス、鈴木晶訳『続死ぬ瞬間』読売新聞社、一九九九年、二〇五頁）である。この点において、回復の物語も共通点を有するのである。

おわりに

星野さんは、彼の画集の冒頭で「過去の苦しみが後になって楽しく思い出せるように、人の心には仕掛けがしてあるようだ」と述べる。彼の闘病記は、生きる希望と勇気がこみ上げてきた時点から、過去の入院生活を振り返ったものである。そして一般に、過去は美しいものとして装飾される。

星野さんの闘病記は一九八一年の出版以来、多くの読者に感動を与えてきた。彼が口にくわえたペンで描いた画は、故郷群馬県の富弘美術館を基点に、全国各地の展覧会場で紹介されている。ある末期ガンの患者は、看護学生を通じて星野さんの著書や画集に出会い、そのことによって癒された死を受容することができたという。苦しみ悩む人を支え、絶望の淵に沈んでいる人を癒していく力が、この闘病記には備わっているからである。もちろん、現在病気やけがで闘病中の人々にかぎらず、健康な人々にも生きる勇気を与え、毎日の生活への感謝や喜びに気づかせてくれる。

彼の思いがけない受傷と、それに続く九年間の療養生活は気の遠くなるような過程である。それは想像を絶する忍耐と苦悩の連続であっただろう。しかし、その忍耐と苦悩が彼にとっての新しい人生のあり方を提示し、自己実現の一つの形へと導いたのである。それは個人の前向きな生き方によってもたらされた部分もあるが、究極的には、多くの人々の支援と励ましがあったからこそ可能になったのであり、そこに私たちは、看護という仕事の原点を見つめることができる。

医療や看護の職場で働く者にとっては、闘病記という教材は、こちらの側の働きかけが、病人やその家族の目にどのように映っているかを知ることに役立てることができる。同時に、苦痛と闘い、病気と共存しながら、ひたむきにその瞬間を生きる人々の姿勢から、生きることの意味を問うことも可能である。優れた闘病記は、人間が障害とどう付き合っていくか、あるいは人生をどう生きていくのかということを教えてくれるという点で、看護学の書物であり哲学の書物でもある。

●――参考文献

星野富弘『愛、深き淵より。』立風書房、一九八一年

中西睦子『臨床教育論』ゆみる出版、一九八三年

松木光子監修『看護学臨地実習ハンドブック』金芳堂、一九九六年

杉森みど里『看護教育学』医学書院、一九八八年

佐藤礼子・小島操子「不動状態にある患者に対するリハビリテーション」『系統看護学講座・成人看護学総論』医学書院、一九九七年

前田志奈子『いのち輝く――闘病記一〇〇冊に学ぶ――』看護の科学社、一九九一年

杉野佳江『基礎看護技術』金原出版、一九九八年

坪井良子・松田たみ子『考える基礎看護技術』廣川書店、一九九七年

高崎絹子『看護援助の現象学』医学書院、一九九三年

E・ウイーデンバック、E・フォールズ、池田明子訳『コミュニケーション――効果的な看護を展開する鍵――』日本看護協会出版会、一九七九年
H・ペプロウ、稲田八重子訳『人間関係の看護論』医学書院、一九七三年
W・スクールクラフト、豊澤英子他訳『看護を教える人への一四章』医学書院、一九九八年

第6章 看護とインフォームド・コンセント

細原正子

はじめに

近年、医学はめざましい進歩を遂げたが、それと共にたとえばエイズやヤコブ病などの薬害問題や臓器移植、遺伝子操作など、慎重に考えていかなければならない問題が次々と起こっている。そして、これらの問題を発端にして、医療のあり方についてさまざまな視点から問い直されるようになってきた。議論の場も医療現場にとどまらず、マスメディア等を介することによって、立場を越え、国を越えて広がりを見せている。また、日常の医療行為における医療者と患者の関係についても、患者の権利意識の向上とともにパターナリズム医療が微妙に変化し、医療をサービスと捉えたり、医療そのものを評価しようという動きも出現している。

「患者中心の医療」という理念は、医療に携わる者なら誰でも念頭においている。しかし、それを実践することは生やさしいことではない。その思いは持っていても、何から始めればよいのか、患者中心の医療とはどうあるべきか、具体的な場面にそくして考えると、よくわからない場合もある。それは、インフォームド・コンセント（Informed Consent）についても同様であろう。インフォームド・コンセントは、医療者と患者が信頼関係を築き、患者中心の医療を実践していくために重要であり、医療の質の向上に大きな役割を果たすといわれている。以前はあまり取り上げられることがなかったが、ここ数年、医療系の学会においてしばしば「特別講演」や「教育講演」等の演題となるなど、解釈は人によって多少異なるものの、少なくとも漠然としたイメージだけは広く知られるようになった。そして、疾病構造の変化や多発する医療事故、患者の医療参加の促進などを背景に、国民の関心も高まり、ここ一〇年ほどですっかり定着した感がある。

このようにインフォームド・コンセントは市民権を得つつあるが、実際の医療現場においては、解決しなければならない課題が数多く残されている。たとえば、患者の病気や予後、検査・治療方法などについて、忙しい時間を割いて十分すぎるほどの説明を行なったと医師は思っていても、患者や家族が医師の期待するほど理解できているとは限らない場合などである。大半の患者や家族は、病気について説明されるというだけで緊張し混乱した精神状態に陥ってしまう。また、医学用語を随所に散りばめた医師の説明は、素人が一度聞いただけで理解できるほど簡単な内容ではない。そのため、その場では理解したような素振りを見せるが、あとで「センセイがいうことはよくわからなかった、病気のことは専門家のセンセイが決めてくれたらいい」となりがちである。また、医師への遠慮が働く場合も少なくない。わからないことを医師にたずねることは、医師の心証を害してしまうのではないか、しつこい患者と思われないか、忙しい医師の時間を引きのばしては申し訳ない、と考えてしまうからである。さらに、自己決定や患者の同意という名のもとに、医療の弱者である患者に責任を押しつけることにならないかという心配もある。以上のような状態を置き去りにしたままでは、インフォームド・コンセントは必ずしも有効に機能しないのではあるまいか。

このインフォームド・コンセントは医師を対象に考えられてきたが、看護者にとっても重要な視点を提供する。医師は、患者の理解を助ける役割を、看護者に期待している場合が多い。確かに、病名の告知や医学的な説明、予後の判断等は、医師の持つ専門的知識にもとづくものでなければならない。しかし、それを患者や家族が自分のこととして理解できるように行き届いた説明を行ない、患者や家族の選択を側面からサポートすることは、看護者の重要な役割の一つである。また、看護ケアや処置、自己管理ができるように指導すること（患者教育）や、訪問看護等のなかにも看護のインフォームド・コンセントは存在する。本章では、看護者にとってのインフォームド・コンセントがいかにあるべきかを中心に、論を進めていきたい。

1　インフォームド・コンセントの歩み

インフォームド・コンセントとは

臓器移植や脳死問題、凍結受精卵の臨床応用、遺伝子治療などの先端医療が、マスコミ等でしばしば取り上げられるようになり、こうした先端医療の倫理的側面が問い直されている。もちろん、一般の診断治療に際しての検査や手術、新しい薬や医療技術の臨床治験等についても同様で、医療の倫理をないがしろにすることはできない。その際に重要になってくるのが、インフォームド・コンセントである。それはまず、医師が患者に治療の内容、方法、目的などについて詳しく説明することから始まる。医師から提供された情報にもとづいて、患者は治療方法の利点と欠点、期待される効果と起こりうる危険性について十分理解したうえで、複数の選択肢のなかから、現在の自分の状態に最も適すると思われる方法を選択し、医師に申し出る。こうした手続きを経て、医療活動が開始される。一九九〇年の日本医師会生命倫理懇談会では、インフォームド・コンセントを「説明と同意」と訳している。この「説明と同意」には、法的概念としての意味と同時に、医療者と患者との関係を見直そうという意味合いも強く込められている。そこでは医療者側に、(1)傾聴の姿勢、(2)共感に向けての努力、(3)専門的用語を使わず判りやすい言葉での説明、(4)謙虚な態度、(5)患者の非言語的意思への配慮と理解、等の実施が求められている。

しかし、この表現ではインフォームド・コンセントの内容を表面的に捉えられてしまう危険性がある。そのために、患者が以後の診療において不利益を被ることにもなりかねない。したがって、医師が型通りに患者に説明して患者のサインをもらう同意書や、従来から行なわれているムンテラ(Mundtherapie《ムントテラピー》)とは区別しておく必要がある。治療方針を説明し、不安がる患者を励まし、心理的な治療効果を目的としたムンテラには、患者の選択および同意は必要とされておらず、治療方針は、医師によってすでに決定されており、その方針に沿って説明がされるだけである。これに対してインフォームド・コンセントの場合は、医師が行なう情報提供や説明は患者が意思決定する時の材料であり、最終決定権は患者の側にあるという点で、両者はまったく異質のものなのである。このインフォームド・コンセントについて、浅井賢は「十分な説明・理解・納得・同意」と定義し、次のように具体的に説明している。

分かりやすい「説明」、自分の身体についての異常・病気についての診断名、治療内容、治療を受ける場合の選択肢、立て替え療法、予後その他についての十分な「理解」「納得」、他の誰からも強要されない自発的な「同意」(あるいは拒否)。そして、それらの説明経過についての「確認」のための書類などへの署名・捺印(サイン)をすること(浅井賢『インフォームド・コンセント実践学』メジカルビュー社、一九九七年、一五頁)。

インフォームド・コンセントの歴史

インフォームド・コンセントが医療の歴史に登場したのは第二次世界大戦以降のことである。それまで家父長的な考え方（パターナリズム）が支配的であった医師―患者関係のなかでは、患者は専門家である医師の言うことに疑問をはさまず、素直に従うことが望ましいものとされてきた。逆に、医師は患者の利益を考え、わが子を思う心を持って誠心誠意尽くすべきであるとする義務感が、キリスト教の愛の精神と合体してパターナリズムを形成し、医師の心に深く浸透してきたのである（森岡恭彦『インフォームド・コンセント』日本放送出版協会、一九九六年、一九頁）。ところが時代の変化とともに、慢性疾患のように完治し得ない病気の出現や、医療への不満・不信などによって医師への絶対的な信頼が薄まり、これまでの予定調和的な医師と患者の関係は見直され、パターナリズムに対する批判が起こってきたのである。

インフォームド・コンセントが、欧米で真剣に論議されるようになった背景には戦争が深く関係している。それは、第二次世界大戦中にナチスが捕虜やユダヤ人に行なった非人道的な人体実験や、ベトナム戦争での枯葉剤の使用など、後世に残る忌まわしい出来事である。その反省のなかから「ニュールンベルグ綱領」（一九四六年）が生まれ、たとえ医学研究であっても、人体実験などによる危害の程度は、患者や被験者の利益を凌いではならないと規定された。それに引き続き「ジュネーヴ宣言」

（一九四八年）、「医学倫理の国際綱領」（一九四九年）、「研究及び実験の原則」（一九五四年）、「ヘルシンキ宣言」（一九六四年）等が次々と決議された。なかでも「ヘルシンキ宣言」は、医学の進歩に人体実験は不可欠なものであると認めながらも、「被験者の利益を科学や社会に対する寄与よりも優先すべきである」との原則を打ち出し、人体実験に関する枠組みとしてインフォームド・コンセントを強調したのである。

それ以降、一九七五年世界医師会東京総会での大改訂、一九八三年ヴェネツィアでの小改訂を経て、インフォームド・コンセントはしだいに欧米各国に定着していき、医療に対する意識の大きな変化をもたらした。とりわけアメリカでは、インフォームド・コンセントが医療裁判の争点となる場合も少なくなく、一九七〇年代に入って採択された「患者の権利章典に関するアメリカ病院協会宣言」によって、患者の権利としてインフォームド・コンセントを明確に打ち立てようとする動きが広がった。八三年には、「生命倫理に関するアメリカ大統領委員会報告」が発表され、インフォームド・コンセントは法律上の問題としてではなく、倫理上の問題として強調されたのである。

わが国におけるインフォームド・コンセント

こうした世界の情勢から遅れて、わが国においても、一九七〇年頃から司法の場を中心に、医師の説明義務の必要性が取り上げられるようになった。そして八〇年代に入ると「生命倫理」という概念が注目されるようになった。八八年には厚生省が、八九年には日本医師会がそれぞれの立場で、インフォームド・コンセントについての提言をしている。このように日本がかなり出遅れたのは、インフォームド・コンセントに見られる「権利」や「自己決定」という考え方に必ずしもなじまず、日本的な心情にはそぐわないと受け止められてきたからである。また、医療者が患者のために最善の医療を提供しようというのであれば、簡単に「お任せしよう」「受け入れよう」とする、日本人の国民性や文化も大きく関連している。

一九八〇年代の半ばから九〇年代にかけて、市民の立場からの患者の権利に関する主張や、インフォームド・コンセントの重要性に関する論議が盛んになってきたが、依然として社会全体の支配的な考え方になっているとはいえない。また、理念としては一般化していても、実際の医療現場においては具体的行為として反映されないという状況もある。このように、日本の医療現場にインフォームド・コンセントが定着しない理由として、とりあえず四つの項目、即ち⑴説明に十分時間が取れない、⑵自分で決める姿勢が患者にない、⑶医師の報酬に結びつかない、⑷診療が契約にもとづくとは考えない、を指摘することができよう（日経メディカル調査『日本型インフォームド・コンセントを求めて』日経メディカル、一九九二年）。これ以外にも、医師側の要因としては、すでに述べたパターナリズムやインフォームド・コンセントに対する形式的な考え方、医師の研鑽不足、医学教育におけるインフォームド・コンセントの軽視等が考えられる。また、患者側の要因としては、個の主張の乏しい日本人の国民性や、個より家族という患者・家族関係等が考えられる。

従来からわが国では、患者―医師関係は主従関係に似ているといわれてきた。インフォームド・コンセントが社会的に注目されるようになった昨今でも、医療現場の患者―医師関係はさほど変化していないのが実状である。患者が医師をオールマイティな庇護者とみなし、医師が患者を完全に支配するような「医師のパターナリズム」は根深いものがある。医師は、素人の患者に難しい医学的な説明をしても心配させるだけだから、医療の専門家として患者にとって最善であると考えられる医療を、患者のために責任を持って、一生懸命行なうなら、結果がどうあろうと患者も家族も満足するはずだと信じてきたのである。

しかし、患者個々の医学的知識や教育程度、知能、生活環境や価値観などはそれぞれ異なっており、すべての患者が医師の期待するような理解力と価値観で納得しているとは考えられない。医学的にこれ以上の治療はないと信じる医師の信念と自信が、往々にして患者の「選択権」を忘れさせ、説明ではなく説得になってしまう。医師がベストと思う治療法が患者にとって必ずしもベストではないことを、医師は忘れてはならないだろう。「医師の裁量権」と「患者の自己決定権」、双方が納得できるように如何に折り合いをつけていくかが、インフォームド・コンセントを推進していくうえで、重要な鍵となっていくにちがいない。

以前は欧米においても、日本と大差のない状況であったが、患者の権利意識の高まりと共に、インフォームド・コンセントの体制が急速に整備された。この差は、国民性や文化の違いによるところが大きいといわれている。欧米の個人主義に相対してわが国では古くから家族や社会を重んじる風潮が強く、自ら主張しない、他人に同調する、互いの気持ちを察し合うことを美徳とする気風が、医療の世界にも随所に見られた。

土居は、西洋における自由は人間の尊厳を示すもので、わが国で従来自由といえば、甘える自由、すなわちわがままを意味したと述べている（土居健郎『「甘え」の構造』弘文堂、一九九五年、九四頁）。自らのことを自らの手で選択することは、欧米では当然の権利として認められているが、わが国においてはそれがたとえ自らの命に関することであっても、わがままと捉えられかねないのである。

A氏は自らの病気（肺ガン）について告知されていなかったが、重い病気であるとうすうす気づいていた。自分に何かあった時は延命治療など何もせず、そのまま静かに逝かせてほしいと家族（妻と娘）に話していた。

ある日の夕方、A氏の呼吸状態が悪化し、意識不明の重体となった。医師より家族に治療方針の確認があり、娘は本人が延命治療を望んでいなかった旨を医師に伝えたが、妻は取り乱し、「呼吸器をつけて一日でも長く生かしてほしい」「お父さんも今はきっとそう思っている」「苦しんだままお父さんを逝かせるなんて、おまえはなんて親不孝なんだ」と娘を激しくなじった。妻と娘は治療方針を巡り対立し、A氏が亡くなった後も埋めることのできない溝が生じた。

これは筆者が遭遇した医療場面の一コマである。このように、病名告知や検査の結果などを本人には内密に家族に告げたり、医師と家族の意向で治療法が決められる等、患者本人よりも家族が重視されているのではないかと感じることがある。そのことに対して、患者も家族もそれほどおかしいとは感じていないような印象を受ける。日本人は病気になり治療を受ける段になると、途端に権利意識が希薄になり受け身の姿勢となる。これは欧米の患者に比べて意思決定する能力が劣っているのではなく、日本特有の他者への気配りや気兼ねから、家族の意見を重視するのである。したがって、家族の一方的な気持ちの押しつけにならないように、患者と納得いくまで話し合ったうえで、医師や看護者も交えて患者にとって最良の選択は何なのかを考えていかなければならない。

インフォームド・コンセントの考え方を取り入れた新しい医療を確立するために、もう一つ見直さなければならないのが現在の医療事情である。わが国ではほとんどの国民が金銭的な心配もなく、受けたい医療を受けたい場所で受けてきた。そのため、風邪をひいても大病院で診てもらうという傾向が強まり、大病院の外来診療は「三時間待ち、三分診療」といわれるほど混み合っている。加えて、医師や看護者を含めてどの職種のスタッフも本来の業務以外の雑務を抱え、過密なスケジュールをこなしている。このような環境のなかで理想的なインフォームド・コンセントが定着していくとは到底考えられない。今日、提唱されている「掛かりつけの医師」制度は、医療者も患者も十分に時間的、精神的余裕を持ち、より良いインフォームド・コンセントを実践するために有効であろう。しかし、このことの実現には、保健医療システムの見直しなどの抜本的な改革が求められる。

2　看護とインフォームド・コンセント

看護者の人間関係

医療に多くの専門職がさまざまな形で参加するようになり、チーム医療の重要性がクローズアップされているが、医療の現場は依然として、医師が絶対的な権限を有する権威的なタテ社会である。医師に報告することを「上申する」（上役に意見・事情を申し述べること）という言い方をする看護者も少なくない。反対に、医師を敵対視する看護者もいないわけではない。いずれにしても、医師との関係や距離の取り方に悩む看護者はたいへんに多い。では、どうすれば協力しあうパートナーになり得るのだろうか。それには、看護者は医師と対等に話し、きちんと看護者としての意見が述べられるよう十分な知識を持ち、力量、コミュニケーション・スキルを備えておく必要がある。医学的な知識の優劣も、医師と看護者の上下関係の一因と考えられるが、看護ケアや患者援助、患者心理の理解等、看護の専門家としての知識は医師に優るものであってほしい。看護者は単なる医師の補助者ではなく、

「看護」という医療行為の専門職であるという自覚が求められるのである。

患者へのベッドサイドケアを充実させたいのに、患者の救命や生命維持、検査・処置の介助等の診療補助業務に追われ、それを優先させなければならないことで看護者は激しい葛藤を感じる。その思いを看護者はこのような言葉で表現している。

来る日も来る日も治療や処置、点滴、さらには雑用に追い回されると、心のこもった温かいケアをしようとしてもできないのです。そんなことを考えると非常に苦しいです。患者さんの顔をまともに見ることができずつらいです。激しい自己嫌悪にとらわれます。だからつらい自分を機械のようにして何も考えないで、その日その日の業務をこなすようにしているのです。でも時々そんな自分を責めるのです（稲岡文昭『人間関係論——ナースのケア意欲とよりよいメンタルヘルスのために——』日本看護協会出版会、一九九五年、六六—七頁）。

患者や家族との関わりのなかで自分は看護者としてどうあるべきなのか、何が患者にとって最善なのか。もちろん、倫理観にまつわる葛藤であれば、簡単には答えが出せないものであるし、明快な回答が用意されているわけではない。立場が違えばその答えも違ってくるので、医療者にとって正しいことであっても、患者・家族にとっては必ずしも正しくないことがある。しかし、患者サイドと医療サイドが同じ席に就き、医療者側から十分な情報提供をしたうえで、患者の意思を確認し尊重するというインフォームド・コンセントによって乗り越えることのできる倫理的葛藤も多々ある。

患者の多くは、病気や病院生活による依存・退行現象が現れたり、安全感や自尊心が脅かされ、多少なりとも抑鬱された状態に陥っている。このような患者に接するとき、看護者自身の感情も激しく揺さぶられ、患者や自分に対し否定的な感情を持つことがある。その結果、患者への心理的なアプローチを恐れ、回避するようになる場合がある。反対に、状態が良くなった患者からはやりがいや充実感を与えられ、より良い看護をめざして、さらに意欲を燃やすようになる。このように、患者の感情に看護者の感情が左右されることを理解するとともに、プロとしての客観的な態度を示し、適切な患者との距離をとることを心がけていくことが必要である。

診療の補助としてのインフォームド・コンセント

インフォームド・コンセントは、主に患者—医師関係において注目されてきたが、今まで述べてきたように、患者と関わる職種はすべて、患者との関係においてインフォームド・コンセントが重要である。それは、看護者も例外ではない。むしろ、患者と過ごす時間が長く、最もそばにいる看護者の方が医師よりインフォームド・コンセントの機会は多いかもしれない。また、慢性疾患の増加により自己管理のための患者指導など、看護のインフォームド・コンセントの重要性も高まってきている。

しかし、今まで看護を行なううえでのインフォームド・コンセントの在り方は、あまり検討されることがなかった。それは、看護者と医師の業務内容の違いからくるものと思われる。診療とは、医師が診察や検査、治療を行なうことである。看護とは、医師が診療本来の目的を容易に達成できるように補助することであり、また、患者が安全・安楽に診療を受けられるように援助することである。看護は医師の指示を盲目的に遂行するだけの補助者ではなく、看護の領分で独自の判断のもと、業務がスムーズに行なえるよう補助していく独立した業務でなければならない。

看護のインフォームド・コンセントといえば、医師のインフォームド・コンセントの補助的な役割といった印象を持たれる。では、看護の独立したインフォームド・コンセントは存在しないのだろうか。確かに、医師の行なう医療行為について患者から同意を得ることがインフォームド・コンセントの基本的な目的であるから、原則としては医師が行なうべきことである。しかし、看護は医師の医療行為と密接な関係にあるので、医師の行なうインフォームド・コンセントと重複した形で、看護者も自らが行なう看護行為については患者から同意を得なければならない。たとえば、医師の指示による採血や手術後のガーゼ交換、病棟でのリハビリテーション、検温等がそれである。そして、二四時間患者と関わる看護者は、医師や他の医療者に比べ、比較的容易に患者の状況を把握することができ、いつでも患者の要求に応じることができる。したがって看護者は、日頃から患者と医師の間のインフォームド・コンセントの内容について把握し、患者が自己決定できるよう常に考え、行動していくことが求められている。状況によっては医師に対して、患者についての情報を提供したり、患者の訴えを代弁したりしながら、看護者は患者―医師関係をコーディネートしていかなければならない。そのためには、患者と十分な意志疎通ができるだけの信頼関係を築くことが基盤にあることを、自覚しておく必要があるだろう。

患者への援助という点で、医師が行なうインフォームド・コンセントに立ち会い、確認をするという役割がある。ただ立ち会うのではなく、説明を受けた患者や家族の反応から、医師の言葉をどのように受け止め、どの程度理解できたか、自分の意思でどう選択しようとしているかについて、注意深く観察し見極めなければならない。理解が不十分であれば、何を、いつ、どこで、誰が、どのような方法で再説明することが望ましいか判断していく。また立ち会う際にも、医師の説明のあと患者に「わかりましたか」と確認したり、「この間、こんな事を聞きたいとおっしゃっていましたね」と話を取り持つことで、患者の疑問や不安が医師に伝わるよう橋渡し的な役割も務めていく必要がある。

このように、「診療の補助」行為におけるインフォームド・コンセントは、自立した専門的立場に立っての判断であり、行為である。医療を患者と医療者の共同行為とするため、看護者はその接点で調整的役割を果たしていかなければならない。本質的にベッドサイドに在り、患者の立場を把握でき、しかも医療施設のなかで最も数の多い看護者が、患者を支え、患者を主役とした医療を作り出していくよう行動すれば、患者本位の医療体制へと必ず変革されていくに違いない。

療養上の世話としてのインフォームド・コンセント

療養上の世話は、病気から生じる患者の問題を解決するために、看護者が行なう看護独自の分野であり、看護活動の大きな部分を占めている。時には必要な情報を提供し、わかりやすく説明し、また身体の苦痛の緩和や、不自由な部分を補う直接的な援助を行ないながら、患者が生活の幅を広げられるよう関わっていくのである。そのなかにもインフォームド・コンセントはちゃんと存在している。

インフォームド・コンセントは、そもそも患者が社会生活を営んでいる時と同様に、医療場面においてもその主体性を尊重するものである。しかし、現実には治療のためとか、病院の規則優先で患者の病院生活における選択権はないに等しい状態である。病室やベッド、寝具、日課など自分では決められず、状態によっては監視されたり許可が必要だったりする。衣服、食事、活動、睡眠、安静などの基本的ニードといわれている領域でも、それは同様である。看護者は、入院しているのだから患者が病院の指示に従って行動するのは当然と考える傾向があり、患者も納得しているように錯覚する。この錯覚は、生活面だけでなく治療や処置、看護ケアについても起こりうることである。

Bさんは腎臓がんの疑いで入院してきた四二歳の女性である。血尿があり、尿の性状や量を観察するために医師より蓄尿の指示が出された。医師は回診の際に「尿を観ていく必要があるので、捨てずに貯めてください」と説明し、看護婦からは蓄尿の方法などを具体的に説明された。Bさんはごく自然な感じで「はい、わかりました。」と頷いた。

それから二、三日はきちんと蓄尿できていたが、しだいに貯めずに尿を捨てることが多くなり、看護婦は必要性を再度説明した。しかし、しばらくすると同じことの繰り返しであった。看護婦から理由を問い詰められたBさんは涙まじりにこう言ったのである。

「蓄尿瓶はみんなが出入りするトイレの流しに、恥ずかし気もなく並べられているでしょ。面会に来た人だって使うトイレなのに。私のおしっこは血が混じっていて特に目立つのに、その上それに名札まで掛けられて。その恥ずかしさが看護婦さん、わかる?」。Bさんの気持ちを知った看護婦はこれまでのことを謝り、Bさんと相談しながら蓄尿瓶の置き場所を目立たない場所にかえ、カバーを掛けるなどの工夫をした。その後、Bさんは医師の指示通りきちんと蓄尿するようになった。

排泄物を他人に見られることは、普通の人にとってはたいへん恥ずかしいことである。ところが健康な時には当たり前のことが、病気になると、少しの配慮もなしにいとも簡単に否定される。医師の指示だから、治療や検査なのだから患者が文句を言うわけがない、病気を治している過程だからわがままは許されない、患者なら誰でもしていることだから我慢しなければならない、などの強い思い込みが看護者の対応のなかに見え隠れしている。そうなると療養上の決定権は患者から医療者に移ってしまう恐れがある。説明を理解することと納得することとは、同じではない。このことについて、医療者は今いちど考えてみる必要があろう。

また、看護者は生活への援助を効果的に行なうために、患者一人ひとりに看護計画をたてている。日常生活のなかで患者に関する情報を集め、どのような看護が必要であるか判断し、看護ケアを計画し実施している。しかし、その一連の作業には患者を交えていない。患者の意思の反映はおろか、そのようなことが行なわれているとは知らない患者も多いのではないだろうか。看護計画立案時に患者が参加する場合、看護者は「あなたにとってこれが問題と私たちは考えている。それでこうしたいと思うけれどもどうか。やってもいいか。できるか」と意思を確認し了解を取っていく。看護ケアは、どういう効果を期待してどんな事をどんなやり方で、どのくらいの時間を使ってするのか。また、ケアに伴う危険等を十分説明したうえで、患者の同意を確認し実施していけば、どれだけ患者の不安感や不信感は解消されることだろう。こういうことの積み重ねが患者にとって満足のいく充実した看護の実践につながり、看護に対する患者の信頼感が増していくのである。

看護の世界では「人間尊重」という言葉をよく使うが、現実の看護における「人間尊重」は「生命尊重」が中心となっている。医療の命題として生命尊重が優先されるのは当然であるが、看護は生活の援助がその命題である。「どう生きたいか、どう生活したいかを決定するのは患者である」という

図1　ICに関する意識

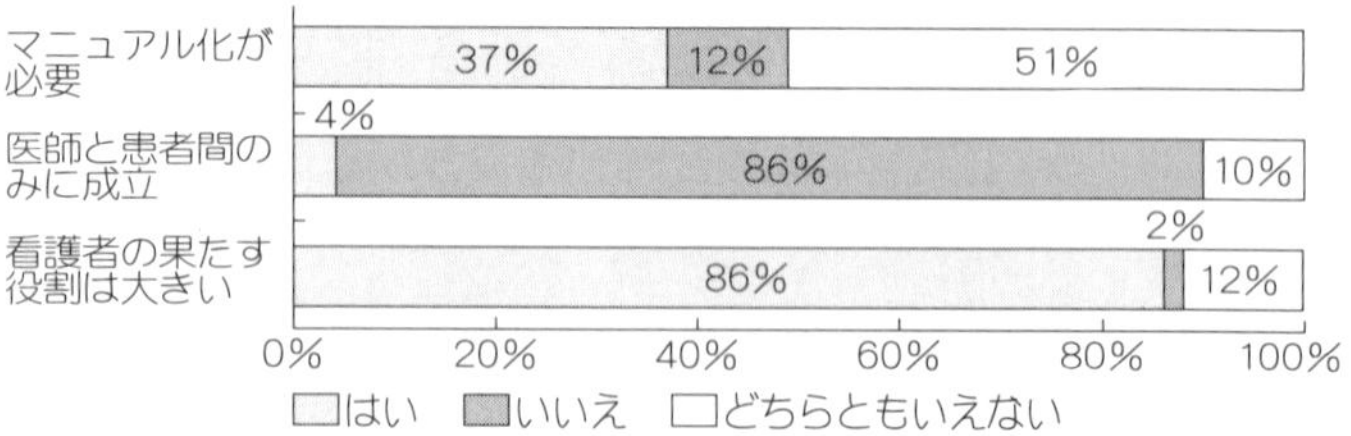

ことを理解し、患者の意思を看護ケアに反映させていくことが重要であろう。

3　インフォームド・コンセントに関する看護職の意識

ところで、実際の看護者はインフォームド・コンセントをどのように心がけ、どのように理解し、そして、実践に生かしているのだろうか。何よりも実態を正確に知ることが、より充実した看護を提供していくための基本となるだろう。そこで最後に、「看護職者のインフォームド・コンセントに関する意識と実態」を調査しているので、その結果を紹介したい。この調査は、筆者が平成九年に、香川県下の県立病院四施設の看護者二八〇名を対象に行なったものである。結論的にいうと、看護者がインフォームド・コンセントを、決して医師と患者の関係のなかでのみ捉えているわけではなく、看護が果たす役割は大きいと考えていることがわかった。また日常の業務にも、六割以上の看護者がインフォームド・コンセントの理念を持って取り組み、記録に残そうと努力している姿を認めることができた。業務の多忙さやインフォームド・コンセントに関する知識不足や実践能力の不足から、インフォームド・コンセントを行なっていない看護者もいるが、必要であるとの認識はもっていることもわかった（図1参照）。

しかし、ここでいうインフォームド・コンセントは図2で示すように、主に検査や治療、予後に関する説明を指しており、医師のインフォームド・コンセントと基本的には同じである。看護ケアにおける説明と同意や、各種のオリエンテーション、患者指導、保健・福祉サービスや医療費などの情報提供は、あまり意識されていない。だが、インフォームド・コンセントの基本は同じであっても、外来・病棟・検査部門などの部署によって、求められるインフォームド・コンセントの内容は異なる。したがって、部署の目的や役割をいつも意識しながら、ここでは何を重視しなければならないか、どのような対応が望ましいかを考えておく必要がある。調査では、インフォームド・コンセントのマニュアル化についての賛成意見は決して多くはなかった。しかし、インフォームド・コンセントに同一の認識を持ち、一定のレベルでのインフォームド・コンセントを患者に提供するという点では必要ではないかというのが、筆者の見解である。そのうえ

図2　看護における重要なIC

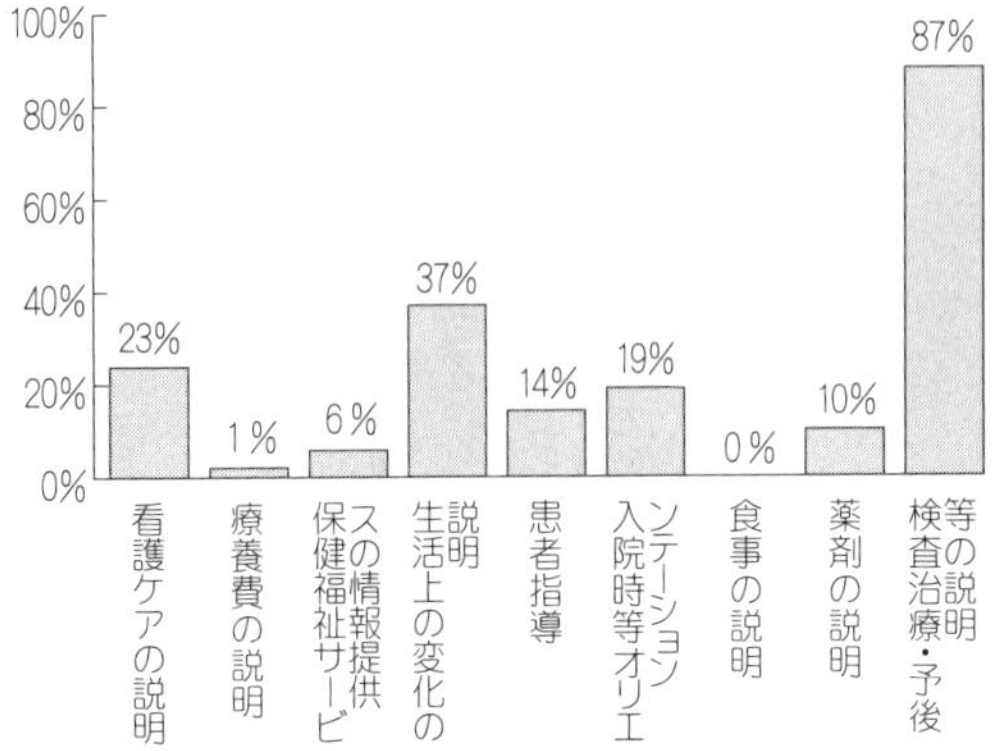

で、患者の理解度やパーソナリティ、価値観等によりケース・バイ・ケースの対応が求められるのではないだろうか。

調査結果は、看護者が行なう説明に患者は必ずしも満足していないと考えており、自分たちの行なっている説明に自信を持つことができない様子を示している。患者に説明した後、意思を確認している看護者は六割程度であるが、それは患者が納得し同意できる医療を行なうためというよりも、看護者自身の説明が患者にどの程度理解されたかという確認にすぎない。また、説明を行なうことで患者が医学的知識を得ることは、治療に協力的かつ意欲的になり、協力しながら治療やＱＯＬを行なうことができると考える反面で、情報提供後のフォローシステムが整わなければ、患者の不安を増強させることになるという懸念も目立った。その意味では、それぞれの患者に対応していきつつ、インフォームド・コンセントのための環境作りに心がけていくことが必要であると思われた。

経験がインフォームド・コンセントの捉え方に影響を及ぼすこと、また、インフォームド・コンセントが看護者の成長を促すという結果も、本調査のなかでの大きな発見であった。看護者の成長にはいくつかの段階がある。まず、看護者の出発点として患者への同情や愛情を持つこと、次に、そうした思いやりを実践するために看護技術を身につけていくこと、そして、創造的な対応のできる看護者へと成長していくことである。インフォームド・コンセントを実践するなかで、看護の役割と必要性に気づき、どのような技術的対応が求められているかについての判断に磨きがかかるようになる。それは、さまざまな成長段階の看護者が交わり、支え合うことで、お互いに新鮮な影響を及ぼし、看護チーム全体がさらなる成長を遂げていくからである。

おわりに

患者にとって病気や受診・入院は、ある日突然に舞い込む非日常的な出来事である。悩み悩んで病院に足を踏み入れた途端、主体性を剥奪され、病人というラベルを貼られ、そして、身体だけでなく精神的にも萎えてしまうことが少なくない。医学は、本来あらゆる人々の幸福のために存在すべきであり、人々が安心して受けられる医療でなくてはならない。その人らしく生き、その人らしく死ぬことのできるための医療が、私たちが目標とする「癒しの医療」である。それは、以下に紹介するような患者の思いを、できる限りくみ取ることのできるような医療でなくてはならないだろう。

やり直しのきかないたった一つの「いのち」だからこそ、治りたいと期待をつのらせ、個別性の尊重という限りない情緒的・精神的な配慮を求め、できるかぎり自分の望みを全うできるような生活を手に入れたい（日本保健医療行動科学会『医療倫理と行動科学』メヂカルフレンド社、一九九八年、八一頁）。

看護者はこのことを理解したうえで、患者の自己決定を看護の原則とし、インフォームド・コンセントの定着を図っていかなければならない。医療中心の看護から、あらためて人間尊重の看護へと生まれ変わっていくことが、看護に課せられた大きな課題である。

●――参考文献

森岡恭彦『インフォームド・コンセント』日本放送出版協会、一九九六年
水野肇『インフォームド・コンセント』中公新書、一九九六年
秋山秀樹『日本のインフォームド・コンセント』講談社、一九九四年
R・フェイドン／T・ビーチャム、酒井忠昭・秦洋一訳『インフォームド・コンセント――患者の選択』みすず書房、一九九四年
星野一正『医療の倫理』岩波新書、一九九五年
星野一正『インフォームド・コンセント――日本に馴染む六つの提言――』丸善ライブラリー、一九九七年
和田努『カルテは誰のものか――患者の権利と生命の尊厳――』丸善ライブラリー、一九九六年
寺本・松野他『IC――自己決定を支える看護――』日本看護協会出版会、一九九四年

星野一正『生命倫理と医療』丸善、一九九七年
厚生省健康政策局総務課監修、柳田邦男編『元気が出るインフォームド・コンセント』中央法規出版、一九九六年
川渕孝一『医療・看護の変革とインフォームド・コンセント』医学書院、一九九六年
土居健郎『「甘え」の構造』弘文堂、一九九五年
岡堂哲雄『病気と人間行動』中央法規出版、一九九五年
J・アナス、上原鳴夫・赤津晴子訳『患者の権利』日本評論社、一九九二年
池永満『患者の権利』九州大学出版会、一九九四年
中川米造『医療のクリニック』新曜社、一九九四年
柏木哲夫『生と死を支える』朝日選書、一九九三年
小林司・桜井俊子『患者の心を開く——看護とカウンセリング——』メヂカルフレンド社、一九九五年
岩森茂『よくわかるインフォームド・コンセントの実際』金原出版、一九九一年

第7章 デス・エデュケーション
癒された死の受容

伊達裕子・加野芳正

私が死んだら、もちろん母や妹たちは嘆き悲しむだろうが、同時に、私が極めて充実した日々を生き、好きな土地で友人たちに囲まれて死んだことを喜んでくれると思う。私が乳癌にかかってから、もう既に六年以上になるので、家族も徐々に私がこの世からいなくなる日への心の準備をしてきたことだろう。

そういう意味では、癌はなかなかよい病気だ。患者本人はもちろんのこと、家族や友人にとっても、心の準備ができるからだ。心臓病とか、事故で死ぬのとは違って、患者は徐々に弱っていくから、本人にとっても、周囲にとっても、死の受容が比較的自然に行われるのではないかと思う（千葉敦子『「死への準備」日記』朝日新聞社、一九八七年、一七四頁）。

1　現代社会と隠蔽された死

死をどのように理解し、そして受容していくかは、同時に人間の生き方そのものを問うことでもある。それは古今東西の宗教や哲学、あるいは自然観や宇宙観に関わる根本的なテーマでもある。現代社会においては、核家族化が進み、子どもは身近な人の死を体験することが少なくなった。祖父母と同居していない子どもにとって、その死は他人事に近い。むしろ、葬式は一族が集まる機会でもあるので、子どもにとっては楽しみに転化する場合があるという。その点でペットの死は、子どもが死を体験する数少ない機会でもある。今日では人の誕生が家庭から病院に移り、また、人の死もその多くを病院で迎えるようになった。したがって、子どもにとっては日々衰弱し死に向かう人間の姿を見ることはできない。しかし、人間と同じようにからだが弱り、排泄のコントロールができなくなるペットの姿を間近に見ることができる（特に犬はそうである）。いつしか、ペットは家族の一員として数えられるようになった。

死は、そのことに直面している人とそうでない人にとって、まったく異なるリアリティを提供する。年老いて死期が近づいている人、癌であることを宣告された人にとって死は現実である。自分の死をどのように自覚してこれを迎えるかという課題に立ち向かわなければならない。それに対して小学生や中学生にとっては、自分の死は架空であり、自らに引き寄せて考えることはできない。むしろ、親を初めとする他者の死が問題とされる。通常、子どもにとって親の死ほど悲嘆にくれるものはない。これを、森省二や小此木啓吾は「対象喪失」の問題として課題設定している。また、残された人々の問題も重要である。親の死に出会った子どももこの範疇に含まれるが、身近な人の死はおのれの「生と死」に対して重要な影響を与える。本章では、死が日常生活から巧妙に隠蔽され、恐れられ、避けられる傾向にある現代社会のなかで、デス・エデュケーション（死の教育）の意義について考え、また、看護職の関わりについて考察していきたい。

支え合う生と死

生と死の関係性、あるいは相互性を考えさせてくれる、二つの優れた物語を紹介したい。一つは、黒沢明監督の映画「生きる」である。この映画での始まりの部分では、次のようなナレーションが挿入される。「これがこの物語の主人公である。しかし、今この男について語るのは退屈なだけだ。なぜなら、彼は時間をつぶしているだけだからだ。彼には生きた時間がない。つまり彼は生きているとはいえないからである」。この映画の主人公は五二歳の男である。彼は市役所に勤めている。三〇年間無欠勤というある面では模範的役人であるが、することといえば書類に印を押すことだけであり、平凡で、無気力。ただ一日一日が過ぎ去るのを待つだけの退屈な生活を送っている。ところが体調を崩して病院にいき、そこで癌に侵され、死期が近いことを悟る。そして、今までの人生で経験したことのない女遊びをし、飲み歩くのであるがそこには空しさがつのるばかりである。はじめて自分の人生の意味を考えはじめ、男はやがて一つの決意をする。住民から陳情をうけていた「雨が降ればぬかるんで困っているところを児童公園にして欲しい」という願いを、何とか冥土のみやげにかなえようと心に誓うのである。実は、お役所仕事の常で、住民たちはそれぞれの課をたらい回しにされ、願いを聞き入れてもらえなかったのだ。男は公園の実現にむけて奔走し、いろいろな障害にも負けずに孤軍奮闘する。そして、人生の最期を自分の作った公園で迎えるのである。

主人公が死んだ後の葬儀の場面で、遺族や同僚の役人たちが主人公は癌に侵されているという事実を知っていたかどうか議論する場面がある。息子は多分知らなかっただろうと考え、「父は自分が癌を患っていると気づいていなかったのは幸せだったと思います。癌にかかっていると知ることは、死刑の宣告を受けるのと同じことですから」という。そして、その場に居あわせた人々も一様に同意するのである。しかし、「生きる」とは、ただ単に生物学的な次元の問題を意味しない。死を前にしたとき、この男ははじめて、本当に「生きる」ことができたのである。

もう一つは、手塚治の作品「火の鳥」（宇宙編）に出てくる物語である（ここではビデオ作品を利用）。あら筋は次の通りである。ある男（牧村）が資源の探索を目的に惑星に出かける。その星には、上半身が人間で下半身が鳥の形をした「鳥人間」が住んでいた。そんななか、宇宙船が事故で爆発してしまい地球に帰るすべを失ってしまう。男は落胆し、大いに悲しんだが、それを励まし勇気づけてくれたのはその星の住人である。やがて、彼に心を寄せる「鳥人間（ナナ）」も現れ、その星において結婚し幸せに暮らすことになる。そんなとき、地球から無電が入り、彼を迎えにきてくれるというのだ。地球に帰れることを牧村は小躍りして喜んだ。そして、自分によくしてくれたその星の人々がとたんに疎ましく思われてきた牧村は、あろうことかその星の人々を銃で打ち、その肉を食べてしまうという残虐の限りを尽くすのである。とその時、超生命体の霊鳥である「火の鳥」が現れ、成長して大人になり退行して赤ん坊になるということを永久に繰り返すという形で、永遠の命を牧村に背負わせるのである。残虐行為に報いる罰としてである。「火の鳥」の全編を読んで感じさせられることの一つは、「永遠の命」「不老不死」が私たちにとって、言葉では言い表せないほど退屈で孤独なものであるということである。その観点からすれば、死は救いであり、ありがたい存在でもあるのだ。もちろん、誰しも死は怖いものにちがいない。しかし、死があるから、すなわち私たちの生は限られたものであるから、今をよりよく生きたいと願う。老いや死を人生になかに組み込むことができたとき、私たちの生はより豊かで充実したものになるのではないか。

黒沢明と手塚治、戦後の日本文化に偉大な足跡を残した二人の人物は、「生と死を考える」という点においても時代の先駆者であったといえよう。

近代社会と死

デス・エデュケーションは今日、さまざまな角度から論じられている。もっとも一般的であるのは、死を前にした患者がそれをどのように受け入れ、安らかな死を受容できるかという実践的な課題としてであった。この背景には、不治の病に対してさえ、告知が一般的に行なわれるようになってきたという、私たちの文化の変容を抜きにしては語れない。この点は欧米の国々ではかなり一般的になっていることであるが、やがてわが国においても普及していくものと思われる。そして、忘れてならないのが、私たちの死に対する構えの変化である。前近代社会を例に取れば、人の命は神が決めるものであって、人間はそれを受容するだけの存在である。また、この世は「仮の世」であるという観念も多くの文化圏にみられる。こういった観念を基本的な部分で規定していたのは、もちろん宗教である。ところが、近代社会は科学の力が原動力となって、合理的な思考を優先させる。そうすると必然的に宗教の権威は低下し、世俗的な観念が優先することになるから、死への態度といったものも変わってくる。また、医学の発展はこの世においての延命を可能にするので、人々の「長生きしたい」という欲望を刺激せずにはおかない。

逆説的ではあるが、延命できるようになったという事実が、死ぬことの恐怖を植えつけ、死の受け入れを困難にしている。真木悠介はその著『時間の比較社会学』のなかで「われわれの不滅や永遠への願望もまた、一つの精神の病であるということもできる。自然の中で人間だけが、そしておそらくは文明化された人間だけが、〈死の恐怖〉という病に冒されている」という（岩波書店、一九八一年、一〇一一二頁）。それは、逆に新しい生命の誕生についても言えることである。「神からの授かりもの」「コウノトリが運んできてくれるもの」であれば、赤ちゃんを授かることができるか否かは、私たちに下された運命なのである。しかし、生殖医療技術の発達は、出産をあきらめきれないものへと変え、その結果、不妊に悩み、そして子を産むことのできない女性に罪悪感を植えつけることになったのである。

現代社会において死が学問的なテーマとなり、現代思想の一部として取り上げられるようになった背景には、少子高齢化の到来とともに全人口に占める高齢者の割合が飛躍的に増大し「老い」や「死」が大きな社会的関心を呼んでいることがある。同時に、「老い」や「死」が社会の片隅に追いやられ、そこから目を背けている現代社会のありようへの疑問といったものがある。内田隆三は、生と生産に役立つ部分のみをポジティブな価値とし、狂気や病や死にまつわるネガティブな部分をある種の廃棄物とする傾向は、近代産業社会に特有な生と生産の合理主義に源を発しているという。ここで合理主義とは、工業的生産の合理性を軸に発展した価値観で、その基本モデルは「資本」である。資本は自己増殖する価値であり、その合理性の基準は、価値の増大と蓄積にある。そして、このような合理主義によって、人間の身体までも「生物学的資本」とみなされ、身体は開発と利用のための投資対象とされた。工業化社会の文化はひたすら価値としての生および一般的等価物としての時間の再生産のために、生と死を切り離し、もはや機能的でなくなった生、つまり死を排除するのである（内田隆三『消資社会と権力』岩波書店、一九八七年、一二八―一五六頁）。

このような死に対する態度は、長い年月をかけて歴史的変遷を経ながら培われてきたものである。しかし、その結果として私たちは死に関わる事象に対してあまりにも冷淡になり、さらに死の貧しさゆえに生の貧しさを招くようになってしまったのではないか。デス・エデュケーションやホスピス運動、ターミナルケアなどは、こうした現状への異議申し立てとみなすことができるだろう。

2　子どもとデス・エデュケーション

子どもと〈死の教育〉

二節では、子どもにとっての「デス・エデュケーション」を考えていきたい。このテーマから連想されるのは、子ども自身がこの世との別れを告げることになった場合に自分の死をどのように受容していくのか、親やきょうだい、祖父母といった親しい人の死を子どもはどのように受け入れていくのか、もっと一般的には、子どもは死の観念を成長に伴ってどのように発達させていくのか、それは、「生きる」ことへの構えにどのように結びついていくのか、という問いである。門倉は、デス・エデュケーションを、単なる「死についての教育」にとどまるものではなく、「死の準備教育」あるいは

「死を見すえて日常の生を生きるための教育」であるという（門倉正美「子供をとりまく自然環境とデス・エデュケーション」武田純郎・森英樹編『死生学入門』ナカニシヤ出版、一九九七年、一九七頁）。いずれにしても先行研究は少なく、その研究成果も乏しいというのが実状であろう。

死は直接経験できないし、死を経験するときに私たちはすでに死んでしまって意識がないから、ことさら取り上げることの意味がないとストア派の哲学者エピクロスは考えた。しかし、この考えは実存的な重みに欠けている。というのも、私たちにとって死は避けて通れない問題だから、死がいつかくることを予測し、その死についてさまざまな次元で考えないわけにいかないからである。確かに自分に死が訪れた時には、それを意識する自分はすでにこの世にはいない。しかし、死への過程（プロセス）という観点からみると、自分の死について意識し、考えることを私たちは実践する。また、肉親や友人の死、天災や事件に巻き込まれた人の死、ペットの死等によって、私たちは死を確実に体験するのである。

フランスの哲学者であるジャンケレヴィッチは、こうした多次元の死を人称（一人称、二人称、三人称）によって区別することを提唱した。「一人称の死」とは自分自身の死であり、「二人称の死」とは夫婦、親子、きょうだいなど親密な空間を共有しあった「あなた」と呼び合える他者の死であり、「三人称の死」とは友人・知人から面識のない他人に至るまで広範囲にわたる。一般に「三人称の死」は、私たちの自我と直接的には触れあうことのない、遠い存在の死である。そうした死をいちいち嘆き悲しんでいたら、日常生活を送ることさえ困難になってしまうだろう。その点で、三人称の死には現実味も切実感もないのが通常である。これに対して「二人称の死」は、通常悲しみに満ちたものであり、悲哀の作業を伴う。親しい人の死を契機として、死は避けられないものであり、自分にもやがてやってくることを理解するきっかけになることも少なくない。一方、現代社会では「二人称の死」に接する機会はあまりにも少なくなっている。核家族化や少子化による家族単位の縮小、病院で死を迎えることが増えて死の看取りを体験できなくなったこと、老人と接する機会が少なくなり老いを身近に感じることができなくなったことなど、さまざまな理由からである。このことが意識して死に関する情報や知識を伝達しようという試みにつながり、また、子どもにとっての「死の教育」につながっていると解釈できよう。

死を教えることは可能か

子どもにとって「死」はどのようなものとして存在しているのだろう。誰でも一人称の死は経験することができないのだから、死は抽象的で観念的な世界にある。ところが、子どもはそうした能力が十分に発達していないので、死を伝えることには自ずから限界があるように思われる。それに、子どもはこれから成長する存在であり、能力を開花させ、世界との関係を広げていく存在である。その意味で、死から最も遠い距離にあるという事実は、リアリティを伴って死を感じ取ることが、そもそも困難であることを示している。いったい子どもは死についての観念をどのように発展させていくのだろう。上薗は、死に対する現実的な関心は六歳頃から生まれ、何が死ぬかの判断が九歳で一度確立し、一二歳あたりから死の判断に意味を取り込むようになるという（上薗恒太郎「子どもの死の意識といのちの教育」『教育学研究』六四巻一号、一九九七年、一二頁）。これはフックスの記述ともだいたい一致している（W・フックス『現代社会における死の諸像』誠信書房、一九七五年）。そうすると、デス・エデュケーションは、六歳を過ぎる頃から可能になるという結論に達する。

死の教育を進めようとしている人々が強調しているのは、子どもたちはまじめに死の意味を知りたがっているし、大人たちに正直に隠さずに彼らの問いに答えてほしいと望んでいるという点である。デス・エデュケーションのパイオニア的存在であるフルトン編集の著作は、死と子どもに関して以下のように述べている。

もし、大人が死を恐れているとしたら、子供たちが知りたがっても沈黙を守り語ることはない。また大人たちが死の教育をマスメディアにのみ委ねるとしたら、子供たちにゆがんだ死のイメージを与え、危険な事になる。今日の子供たちは明日の大人になり、彼らが自分の子供たちに生の意味や死の意義を教えてゆく責任を負っている。また、今の子供たちは、明日の老人たちの生や死をケアして行く責任をも負っているのである（R・フルトン『デス・エデュケーション』現代出版、一九八四年、一五八頁)。

上薗は、子どもたちは死に関して強い関心を持っている。しかし、死について誰かに尋ねないし、話を聞かされたこともない。子どもたちは死んだ動物を見ても、仲のよかった人の死を経験したり死ぬのがいやだと思ったことがあっても、自分から誰かに尋ねるわけではないと調査結果から述べている(上薗恒太郎、前掲書、二〇頁)。つまり、子どもは死について一人で考え、人と対話をしない傾向がみられるのである。他方、大人たちは子どもから死を隠蔽しようとする。大人でもつらい身内の死を、子どもにどのように伝えればよいのか、大人でも耐えられないのに子どもに伝えても大丈夫かと考える。そして、死を理解できない年齢だからと身内の死を子どもに内緒にしてしまうのである。しかし、子どもは大人が勝手に思っているほど「やわ」な存在ではない。子どももなりに死を理解し、身内の死という試練を乗り越えていこうとする。

人を殺したり、傷つけるといった少年事件に関連して、子どもが他者の死を経験し、死を学ぶ機会がないから命の大切さを理解できない、それで悲劇的な事件が起こるのだと説明されることがある。では子どもに死を教えたら、このような事件はなくなるのだろうか。そんな単純なものではないことは、あの忌まわしい神戸の少年事件が教えてくれる。犯人の酒鬼薔薇聖斗は彼にとっての大事な存在であった祖母の死から、死に関心を持つようになったという。以下の記述は、少年が司法官に向かって供述した調書の一部である。

僕からお祖母ちゃんを奪い取ったものは死というものであり、僕にとって、死とはいったい何なのかという疑問が沸いてきたのです。そのため、「死とは何か」ということをどうしても知りたくなり、別の機会ではなしたように、最初は、ナメクジやカエルを殺したり、その後は猫を殺したりしていたものの、猫を殺すのに飽きて、中学校に入った頃からは、人間の死に興味が出てきて、人間はどうやったら死ぬのか、死んでいくときの様子はどうなのか、殺している時の気持ちはどうなのか、といったことを頭のなかで妄想するようになっていったのです（『文芸春秋』一九九八年三月号、一四四頁）。

もちろん、このような事件は例外中の例外であるとしても、死と接することが「いのち」の大切さを理解することにつながるといった、単純な公式は成り立たないことを証明している。にもかかわらず、死を話題にし、子どもが死について考える機会を持つことは意味があるように思われる。「死」について考えることは同時に、生きるということを考えることである。私たちは、生と死を包括する視座をもつことによってはじめて、「いのち」というサイクルのなかに、自分たちの一生を位置づけることができるのである。

デス・エデュケーションは、フロイトのいう「悲哀の仕事」と重なる部分がある。悲哀の仕事とは、人間が愛着や依存する対象を失った結果として生じる精神世界の変化過程のことであり、「喪の作業」とも呼ばれることがある。人間はその過程を経ることで徐々にその愛着対象や依存対象からの離脱を図り、再び心の安定を獲得して日常生活の平静を取り戻す方へと向かっていく必要がある。ところが「悲哀の仕事」が円滑に行なわれず中途半端な状態で回避したり、忘却しようとしたり、失った対象に独創的なイメージを作り上げてしまうと、そのことが後々まで影響し、人格形成の歪みとなることがある（S・フロイト「悲哀とメランコリー」『フロイト著作集（六）』人文書院、一九七〇年）。森省二は、子どもの対象喪失の特徴について「心身共にまだ未熟であり、生きていく上で依存し愛着する対象が不可欠であるために、些細な対象喪失でも異常な反応を起こしやすく、それが人生を方向付けてしまうことである」と述べている（森省二『子どもの対象喪失――その悲しみの世界』創元社、一九九〇年、二五頁）。したがって、子どもが体験するさまざまな対象喪失をうまく解決していくことが将来を豊かにしていくことにつながり、同時に、子どもの悲哀の仕事が上手く行なわれるように大人のサポートが必要になってくるのである。

子どもと・共に・死を・考える

人の寿命が長くなって祖父母など身内の人の死を経験することがなく、初めて経験する身近な死がペットであるという場合も少なくない。かわいがっていた動物の喪失で、子どもはあたかも自分の同朋が死んでしまったかのように思い、悲しむ。意識的にせよ無意識的にせよ自分の大切にしているもの、慣れ親しんでいるものの喪失は悲哀の起源となりやすい。ペットの死によって子どもは生命の終りを経験することになり、同時に、ペットを十分に世話できたのだろうか、ペットに対して愛情が足りなかったから死んでしまったのではないかという罪悪感を持つ場合もある。

単に死についての情報を提供するだけなら、不安や恐怖心のみを助長する可能性がある。また、客観的知識の伝達によって死を対象化し教えることには困難がつきまとう。というのも、子どもの年齢、生育歴、精神的な特性などによって、事象に対応する反応はさまざまであり、また、身近な死と接したときが、デス・エデュケーションのタイミングとなる場合が多いからである。したがって、共通のカリキュラムによって、学校という場において、死を教えるとしたら、それは表面をなぞったものにしかならないであろう。では、大人としての私たちに何ができるのか。西平は以下のように語る。

「死とは何か」。大人も子どももよくわからない。人生の問いの前では、まるで等しくわからない。たとえ大人の方がたくさんの情報を持っているとしても、本質的なところはなんら変わらない。その同じ「わからない」を共有すること。いっしょに戸惑ってしまうこと。戸惑いながら、でも、自分なりに納得しようと、子どもと一緒に試みてみること。「大人が・子どもに・死を・

教える」という営みは、もどかしくとも、その地平から始めるしかない（西平直「デス・エデュケーションとは何か」武田純郎・森英樹編『死生学入門』ナカニシヤ出版、一九九七年、一七三―四頁）。

大人である私たちも死を十分にはわかっていない。にもかかわらず、子どもと共に死を考えてみようという姿勢が求められている。つまり、死に関する素朴な子どもの原体験とその感情を積み重ねることを支援し、さらに、その体験を客観的に意味づけることができれば、それで十分である。子どもたちの感受性は豊かで、その子なりの理解をする。もし子どもの質問に答えることができなければ、子どもと一緒に考え、その思考の過程を共有すればよい。その結果として、子どもは自分なりに死を理解し成長していく。また、親や教師などの「死」に関する態度やいのちへの畏敬などを規範に、子どもは「いのちの大切さ」を実感するのである。

かつての私たちの社会には、共同体におけるさまざまな儀礼、習俗、観念があった。宗教儀礼（葬式、喪に服するなど）や通過儀礼（人が一生のなかで経験する、誕生・成年・結婚・死亡などの儀礼習俗など）は、言葉では伝達できないことを目に見えるよう形象化する文化装置であり、子どもに「いのちの教育」、「死の教育」を行なう役割を担っていた。死は私たちにとって最大の喪失体験であるが、日常生活のなかにあるさまざまな儀式を通して事実を事実として認め、心を整理しうる機会になった。また、このような場を体験することにより、命の大切さに気づき、死についての原体験を形成していったと考えることができる。

現在は死に関する習俗そのものが希薄になっているが、現代にふさわしい死の文化を創出し、子どもにそのような場を提供していくことができれば、それが望ましいにちがいない。死を直接に経験できない私たちは、死を完全に対象化し教えることはできないが、子どもと共に死について考えることはできる。これがすなわち「デス・エデュケーション」（死の教育）ではないだろうか。

3　ターミナルケアと死の受容

告知と死の受容

キューブラー・ロスは多数の致命的疾患をもつ患者へのインタビューをもとにして、死にゆく患者の心理過程について分析している。そのなかで彼女は、致命的な病気によって初めて死に直面してから、死にゆくまでのプロセスを、(1)否認と孤立化、(2)怒り、(3)取引き、(4)抑うつ、(5)受容、の五段階を経ると述べている（E・キューブラー・ロス『死ぬ瞬間――死にゆく人々との対話』読売新聞社、一九七一年）。この五段階は、基本的には死を受け入れるまでの規則的な順序であり、換言すれば、死に向かっての社会化のプロセスでもある。しかし、死を自覚した人のすべてがこの五つの段階を踏んで、最終的に死を受容するようになるという彼女の主張は無理があるようにも思われる。むしろ、その受容プロセスは多種多様で、ある段階を飛び越えたり、それぞれの段階を行きつ戻りつしながら、死に向かって進んでいくというのが正確なのではないか。その意味では、突然に死と直面することになった患者の、異なった五つの適応様式と考えることができる。したがって、最後には受容に到達するという主張も、彼女の願望を含んだものであると言えないだろうか。

こうした患者の心理過程に影響する要因としては、医師からの告知の有無や病状、予後、医療スタッフ、家族の援助機能や人間関係等が密接に関連している。さらに、告知・受容には年齢や性別、学歴等の個人的特性も関係する。たとえば、性別である。同じように終末期で告知を受けても患者が女性か男性かで違いがある場合が少なくない。それは長い間かかって形成されてきた性別役割分業の結果である。女性は一般的に家庭との結びつきが強く、自分が死んだ場合に残される家族の人間関係や衣食住を心配する。一方、男性は社会とのつながりを大切にする。病の床にあるのだから、会社を優先させるよりも自分のことを考えればよいのにと医療者は考えるが、患者のそれまで培ってきた仕事への執着は大きい。宗教を基盤にした死生観の違いも告知を受けた患者に大きく影響する。キリスト教的な世界では死ぬと天国や地獄に行って復活すると信じられているが、ほとんどの人が宗教を持たない日本人では死生観もはっきりしておらず、受け止め方も苦しみも違う。つまり患者によって同じ事を告知したとしても反応は異なるのである。

インフォームド・コンセントが重視されるようになって癌の告知が増大する傾向にあるが、現実には告知を望まない人も少なくない。自分の事は知りたいし自分で決めたいと思ってはいるが、告知後に取り乱してしまわないかと心配する人もいる。国民性なのかもしれないが、日本人は綺麗に（誰にも迷惑をかけずひっそりと）死にたいと思う意識が強い。反対に欧米人は、家族ときちんと別れを告げて死にたいと答える人が多い。本章の冒頭に掲げた千葉敦子さんの『死への準備日記』は、その点で西欧モデルに感化された記述であるといえよう。

以上のことを看護の視点で考えると、患者の告知後のプロセスは一様でなく、したがってすべての人に対応できるようなマニュアルはないことを示している。つまり、患者の特性を考慮したうえで、その場その場の状況に応じて関わっていく以外にない。告知をしたからといって、すべての人が自分の死を受容し、この世と別れを告げるわけではない。まして、死に対する恐怖心がなくなることもない。死の受容は、あきらめではなくて、もっと積極的に自らの死を受け入れようとする態度であるが、日本では死を運命と考え、消極的に死を受容する患者が多いのである。

タブー視される死

ところで、一般的にいって現代は、死の受容が困難な時代であるといわれる。それは、脳死による臓器移植に代表されるように、医療技術の発達によって死の判断が難しくなったことや、メディアの発展によってバーチャルリアリティ（仮想現実）の世界を広げ、自己と他者、生と死の境界を曖昧にする状況を生みだしたからである。それゆえに、人々の死に対する構えも、死への準備も大きく変容しているというのが実状であろう。

文明史的な観点でみれば、死への構えは決して普遍的なものではなく、歴史や文化の中で様相を異にしてきた。アリエスは西欧社会における死に対する態度の歴史的変遷を、⑴古代から中世社会にかけての「飼いならされた死」から、⑵一二世紀の個人の発見に始まる「己の死」、⑶一八世紀以降に顕著になる「汝の死」を経て、⑷今日の「タブー視される死」に至っていると述べている。彼によれば、古代・中世の人々にとって死は「種の集団的運命」であり、大変なじみ深く、身近で、和やかなものであった。そして、自分が死んでいくことを知ると、死を避けることなく準備を整え「病の床に臥して」死を待ったのである。それに対して現代社会の「タブー視される死」の特徴は何か。アリエスは、今までごくなじみのものであった死が姿を消し、死は恥ずべきもの、醜くて汚れたものとしてタブー視されるようになったこと、死を極端に恐れる現代の死者は、病院において自分が死ぬことを知らずに死ぬことを要求されていること、そして、家族は翌日から何も起こらなかったかのように振る舞わなくてはならないと述べている（P・アリエス『死と歴史』みすず書房、一九八三年）。今日の病院の機械器具に囲まれた死は、まさしくこのような死のタブー化を象徴している。余命いくばくもない患者に苦痛を伴う検査や治療を施し、病と闘うことを援助することはあっても、死の受容を促すことはしない。こうして、死の主体であることから遠ざけられるという新しい死の形態が、現代社会に出現したのである。

私（伊達）は、大阪にある病院の集中治療室で九年間看護婦として勤務した経験をもつが、そこでは病院の規則によって面会時間や面会人や面会人数の制限が設けられていた。そして、清潔区域としてドアや壁を設けることで家族との距離を作り、家族と一緒になって援助（患者の体を拭いたり体の向きを変えたり）を行なうことはほとんどなかった。今は危険な状態だからと、たくさんの点滴に囲まれた患者を家族は遠まきに見ている。そうした状態が続いたあと、医師から「あなたのご家族は大変危険な状態です。そう長くは持たないだろうから、今のうちに親しい方を呼んでお会いされたほうがいいでしょう」と告知される。今までの面会制限はなかったかのように、突然に宣告されるのである。しかし、家族はそれまで患者からは隔たった空間に隔離されているために、患者の容態が徐々に悪化していることや、もはや助からないということを理解できない場合もある。その結果、愛する身内が死んでしまうかもしれないという事実を受容できないままに、突然に死と対面する事態を迎えてしまうのである。

終末期医療には患者の自己決定が重要な意味を持つ。だが、これまでのわが国では患者に対するパターナリスティック医療が支配的で、「自己決定」が実は「他己決定」になりかねない状況であった。パターナリズムの本来の意味は、親が自分の子どもに対するように、本人のためという名目で、他人の行動に干渉すること、他人の自由を侵害することであり、基本的には自由侵害として否定的に受け取られている。しかし、わが国においては相互依存、相互信頼を文化の機軸に置いているため、「患者のため」「患者への思いやり」とセットになっているパターナリスティック医療が肯定的評価を受けやすいという特徴があった（佐藤純一「現代医療における〈癒し〉の概念について」『医学哲学医学倫理』一九九一年九月号、七九頁）。しかし、このような事情を改め、患者の自己決定を重要視する傾向が、今日の医療に徐々にではあるが芽生えてきた。その背景には、患者の権利が主張されるようになり、患者中心の医療が少しずつ実行されるようになってきたこと、医療技術の高度化に伴って治療方法が多様化し、今までのように医師の判断だけではなく患者の主体的な選択が必要になってきたことなどが挙げられよう。こうした方向が、ターミナルケアやホスピスの問題と密接に関連している。

死ぬ側の主体性とターミナルケア

アリエスは、一八世紀に生じた家族愛を基盤にして形成されることになった、死にゆく者とその家族との絶対的な信頼は、二〇世紀には「自己喪失」と化してしまったという。というのも、死にゆく者は家族の愛情に頼り、死ぬ際の主導権を家族に譲ったが、病気に対して無力な家族は病院に頼らざるを得ず、今日においてその主導権は、医師と看護スタッフのものになってしまった。そして、死にゆく者は自分の死を知り、それを準備、計画するというかつての基本的であった権利を失ってしまったのである（P・アリエス、前掲書、二〇七－二二〇頁、参照）。このアリエスの言説にそくして言えば、ターミナルケアやホスピスの動きは、死ぬ側の主体性の回復運動とも位置づけることができる。それは、キューブラー・ロスの主張と基本的には一致しているように思われる。キューブラー・ロスの死を受容するに至る心理過程の五段階についてはすでに紹介したが、彼女のもっとも強い主張は、人間の存在は老いや死という人生の最終局面にいたるまで、一貫して力動的な生成であり、どのような時間的・空間的な局面においてもつねに、人間存在は、生成する関係であるという点である（田中毎実「死の受容（E・キューブラー・ロス）」作田啓一ほか編『人間学命題集』新曜社、一九九八年、一二三―七頁）。そのことは、全体的・人格的存在としての患者というイメージを膨らますことにつながり、また、物象化的、操作的に切り詰められた分業的な現代医療への批判に結びつく。その意味でホスピスムーブメントは、キューブラー・ロスの仕事によっても加速されたのである。

そこでターミナルケアやホスピスでの医療実践について考えてみたい。患者が自発的な意思を主張し、自己決定を行なうためには、医療従事者の理解と積極的な協力が不可欠である。患者の生命の質を考慮したうえで、患者の意思を尊重していかなければならない。そして、患者（病む人）が主体となって、治療上の意思決定に参加し、治療過程に加わるようになれば、患者は治療されるだけの受身の存在ではなくなる。死を受け入れるためには、患者が自分の病気の実際を知って、治療過程の主体となる必要があるだろう。

池辺義教はターミナルケアについて「人の死に際して威厳と美しさを添えることである。人生の最後を充実した生を送れるようにしてあげると共に、畏敬（respicere）を持って、看護ってあげることである」（「ケアの本性」中川米蔵編『哲学と医療』弘文堂、一九九二年、四七頁）と述べている。ターミナルケアの目標は、その人らしい安らかな死を実現することである。それは、患者を人間としてトータルに理解し、患者の苦しみや気持ちに共感し、その不安をできるだけ和らげていく全人的ケアである。そのなかで、緩和ケアの中心としてスピリチュアル・ケア（spiritual care）が注目されるようになってきた。スピリチュアル・ケアとは終末期ケアへの取り組みとして、死と闘うのではなく、安らかに死を迎えるためのケアである。この言葉は、世界保健機構（ＷＨＯ）が一九九〇年に発行した「癌の痛みからの解放とパリアティブ・ケア（緩和ケア）」のなかで「人間として生きることに関連した経験的な一側面であり、身体的感覚的な現象を超越して得た体験を表す言葉である」と定義している。スピリチュアル・ケアは、決して聖職者や宗教家などに独占されたケアではなく、医療現場でも行なえるケアである。死を自覚し生の終末期を迎える患者は言いようのないあきらめ、不安、罪悪感、孤独を感じる。その患者を援助し、死を見つめることで終末期の生の意味を見出し、自分が生きてきたことの価値確認を行ない、死にも意味があることを見出すことができるようにすることである。

かつて関わった一人の印象深い患者のことを取り上げてみたい。その患者は、三〇代の働き盛りで、二人の女の子の父親だった。腫瘍が肝臓から心臓に転移し、その病巣は手術のできない場所にあった。患者は家族と一緒に、しばしば、一時期流行したＫＡＮの「心配ないからね　君の想いが、誰かに届く……きっとある。どんなに困難でくじけそうでも……」を大合唱していた。患者は、病状の悪化とともに「何でや……何で僕だけが……何も思いことをしていないのに……子どもも小さくて、まだしなければならないこともたくさんあるのに」と医療従事者に漏らすようになった。しかし、子どもが見舞いに来ているときには、強い父親でいたいという気持ちからか、どれだけ状態が悪くても、明るく振る舞い、最後まで毅然とした態度で接し、先述の歌を家族で歌い続けたのであった。医療従事者は、そんなに強がらないでもよいのではないか、家族の前でぐらい弱いところを見せてもよいのではないかと考えがちである。しかし、個人の生き方が、千差万別であるように死に方も多様であり、人の数だけ生き方、死に方があるのだ。医療従事者の価値観をものさしに患者の人生をはかることはできない。患者が、精一杯家族の前で強がって死んでいこうとしている姿を否定するのではなく、患者の苦しみや気持ちなどを理解しようとする姿勢が必要だ。あの歌を開くたびに、患者が自分自身への励ましのために歌っていた、患者にとっての心の叫びを象徴する歌として思い出されるのである。

おわりに――終末期医療と看護

患者への告知はずいぶん実施されるようになったが、癌の告知に関しては「是か否か」と二者択一的に考えるべきではなく、ケース・バイ・ケースで考えるのが望ましい。実際には、まだ自分の病名

・病状を知らされていない末期癌の患者も多く、病名や症状を知っている、いないにかかわらず患者には苦痛を伴う症状が出現し、病状は一進一退しながら悪化する。また、自分ではコントロールしがたい孤独感や苛立ち、寂しさ、不安感、恐れなどの心理的反応は、病名を知っているか否かにかかわらず生じる。このような状況下において看護者は何ができるのだろうか、また、何をしなければならないのだろうか。もっとも望まれるのは、患者の感じている不快な症状や苦痛などの訴えに傾聴し、患者自身何を望んでいるのか、今まで自分で工夫してきたことはないかをきちんと知ることである。そして、それらの症状が少しでも緩和し癒されるように、ケアを工夫し実践することであろう。そのケアは患者の意思決定の上に、実行することが大切である。症状は患者自身が体験していることなので、患者を抜きにしたうえでの症状マネジメントや癒しなどはありえない。確かに患者はやがて死にゆく存在であっても、残された時間を、その人なりに充実した時間として過ごしていく権利を有している。

言いようのない寂しさや孤独を感じて、誰かにそばにいてほしい、手を握っていてほしいと訴える患者もいれば、反対に抑うつ状態におちいり、言葉でまったく訴えようとせず、引きこもってしまう患者もいる。このような患者に対してはできるだけ側にいて手を握ったり、背中をさするなどのタッチをしたり、家族の協力を得ることも大切である。これらの前段階として患者や家族が話しやすい環境や人間関係を作ることも必要になってくる。また、患者家族の見えないところで看護・治療を行なうことは、患者と家族間の距離を作ることになる。このことは家族に患者の状態を逐一報告したり、逆に質問されたりする対応に煩わされることを防ぎ、ケアに集中できるが、結果的には患者にとっても家族にとっても決して望ましい状況ではない。というのも、家族にとって告知というものは一生に一度あるかないかの経験であり、また患者も家族にとってはたった一人のかけがえのない人だからである。

「私は人生でやり残したことがたくさんある。死にたくない」といいつつ亡くなる場面に遭遇する時、家族も医療従事者にもやりきれない後悔の思いが残る。死を受容し、「私の人生は楽しかった。やり残したことはない。ありがとう」といって亡くなっていく患者には、関わったものとしても救われ、そして癒される。患者を癒すことで医療従事者も癒されるのである。その意味で癒しとは、患者と医療者との双方向的な営みなのである。

●——参考文献

R・フルトン編、斎藤武・若林一美訳『デス・エデュケーション——死生観への挑戦——』現代出版、一九八四年

V・ジャンケレヴィッチ、仲沢紀雄訳『死』みすず書房、一九七八年

石川弘義『死の社会心理』金子書房、一九九〇年

河合隼雄・柳田邦男『現代日本文化論〈六〉死の変容』岩波書店、一九九七年
日本看護協会出版会雑誌編集部『SWANSONG スワンソング 死が語りかけるもの』日本看護協会出版会、一九九九年
竹田純郎・森英樹編『《死生学》入門』ナカニシヤ出版、一九九七年
A・デーゲン編集『〈叢書〉死への準備教育〈全三巻〉』メヂカルフレンド社、一九八六年
森省二『子どもの対象喪失――その悲しみの世界』創元社、一九九〇年
有馬朗人編『生と死』東京大学出版会、一九九二年
P・アリエス、伊藤晃・成瀬駒男訳『死と歴史』みすず書房、一九八三年
長谷川浩編『家族心理学〈五〉生と死と家族』金子書房、一九八八年
E・キューブラー・ロス、川口正吉訳『死ぬ瞬間』読売新聞社、一九七一年
岡田渥美編『老いと死――人間形成論的考察』玉川大学出版部、一九九四年
平山正美『死生学とは何か』日本評論社、一九九一年
井上俊ほか『病と医療の社会学』岩波書店、一九九六年
内田隆三『消費社会と権力』岩波書店、一九八七年

第8章　お産と助産婦の復権
母へのイニシエーションを支援するために

榮　玲子

はじめに

いかなる時代や文化においても、陣痛の始まった女性は特別の付き添い人が助けて、その苦痛を和らげ、お産を助け、生れてきた子どもの世話をするのが常であった。助産とは文字どおり解釈すれば、お産を助けるということであり、助産を専門とする女性の職業として助産婦（当時は隠婆、子取婆、産婆などと呼ばれる）が生まれ、育ってきた歴史的事実がある。

助産婦＝Midwifeの語源は、アングロサクソン語でMid＝withとWife＝womenを合わせたもの、つまり「女性と共にある」の意味であり、助産婦は「女性と共にある」専門職として、ドゥーラ（支援的同伴者）に徹し、お産をめぐる環境がどのように変化したとしても、常に女性に添ってその援助を行なってきた。

出産体験は、一人の女性が妻から母親になるプロセスであるという点で、重要な役割変化をもたらす。妊娠・分娩・産褥にいたる女性の役割変化の過程には、めざましい身体の変化、その人自身にもコントロールしがたい感情の変化を伴うのが常である。また、医療技術が進歩したとはいえ、出産が常に危険性を内在し、予測困難なだけに、出産には不安・恐怖や苦痛を伴う。この時、頭で知識として理解していることと、実際に体験していることとの間には、ずれが生じやすい。特に分娩期の陣痛に対する反応や取り組みは人によって実にさまざまである。しかも、不安や恐怖から生じるストレスに対処する手段を十分に持ち合わせていないという点で、分娩期にある女性は危機状況にあるといえよう。

したがって、母子の安全と緊張緩和のために、ストレス状況の多い分娩期にある女性（産婦）のニーズに対応した助産婦からの働きかけは重要かつ不可欠である。産婦にとって、助産婦は「重要な他者」（significant others）であり、側に付き添う、タッチ（触れる、さする、圧迫するなど）を行なう、産婦の訴えに耳を傾けるなどの緩和法とともに、暖かさ、やさしさなどの情緒的サポートを提供してくれる人である。

助産婦からの適切な働きかけは、母子ともに安全で身体に組み込まれた自然のメカニズムを十分に機能させ、体力の消耗や不快感などを軽減することになるので、産婦にとってもいいお産であるといえよう。いいお産の経験は、産婦に情緒的な満足感をもたらし、母親としての自己形成を助けるだけでなく、母子および家族の充実感と満足感へと導く。また、少子化が進む中で第二子、第三子を望むかどうかも、この初めてのお産経験が影響している部分が少なからずある。さらに、それぞれの発達課題を達成し、その後の母子関係を助け、家族の役割を調整し、心身の健康を向上させることにも役立つと考えられる。

このような観点から、本章では、現代の出産事情を概観し、助産の専門家である助産婦が行なう出産時の援助について述べていきたい。

1　現代の出産事情

妊娠・分娩・産褥経過は人間にとって生理的現象のひとつであり、出産そのものも子孫を再生産する生理的現象である。しかし、社会の変化、急激な科学・技術の進展とあいまって、出産の様態は確実に変化している。

日本における出産の近代化の歴史は、出産を経験した身近な女性、さらには取り上げ婆・産婆から近代医学教育を受けた助産婦、医師へというように、助産する側の変化で象徴的に表すことができる。助産する側の変化に伴い、出産の場も、家庭から施設へと移行し、施設のなかでも、小さな個人病院や助産所よりも近代的な設備の整った病院で出産する人が増えていった。一九五〇(昭和二五)年には四・六%しかなかった施設分娩が、一九六五(昭和四十)年には八四%へと変化し、現在では九九・八%の出産が施設で行なわれている。それはまさに、出産の「医療化」「施設化」の歴史でもある。その結果、現代の出産は、生理的なプロセスとして自然なリズムに任していた状態から、治療すべき病気として、医療の管理のもとに組み込まれてしまったのである。出産を医療的な立場から見ると、決して後退しているわけではない。妊産婦死亡や周産期死亡など母子保健統計では改善され、お産をとりまく医療は確実に安全になった。それがマタニティ産業を発展させ、出産に対する女性の価値観を変えてきたといっていいだろう。きれいでかわいいインテリアの部屋や高級レストランと間違うような食事を出す病院を選ぶというように、お産のファッション化がおこっている。

家庭分娩が中心であった時代、お産は、どこか暗い場所で、限られた人たちに見守られながら、苦しんで産むというイメージがある。それは、産む人が産むしかないものとして、産む人にまかされ、秘めやかに行なわれていたからであろう。したがって、体験が唯一のお産を知る方法であり、出産は身内の体験者や経験豊かな女性(取り上げ婆)、さらにはその地域にいる助産婦との相互扶助によって成立した。自宅を中心とした、便利で身近なところでお産をすることは当たり前であった。お産は、産む人あるいは家族、近隣の経験者で対処できる範囲のものとして考えられ、日常生活上の身近な出来事であった。もちろん、危険はつきものであったが、お産とはそもそもそのようなものであり、母子の生命にかかわる危険な状況が起こった時でも、それを母子の運命として受け入れてきたのである。

現代の病院出産では、お産のファッション化ともあいまって、出産が明るく感動的なイメージとしてとらえられている。しかし、一方では、生理的現象といわれながらも、常に危険が伴い異常に移行する可能性を秘めた危うい現象としてとらえられ、出産する女性に対しても「患者」、つまり「わずらう者」という視点を拭い去れないでいる。安全性を重視するあまり、突然の異常に対処するために点滴を施し、分娩監視装置をつけて管理するなど、病気の扱いを受けることが一般的となっている。また、医学的に管理された近代的な病院での出産は、日ごろ援助してくれた家族から引き離すことによって孤独を強いる状況を生み出しただけでなく、清潔できれいだが家族の立ち入れない場を生み出し、身近にお産を見ることのできる機会をもなくしてしまった。お産は、身近な日常生活上の出来事ではなくなってしまったのである。その結果、生理的現象である出産が、産む人や家族には手におえない未知の経験・出来事、不安や恐怖の対象となり、産む人である女性の主体性をも医療者側に明渡すことになってしまった。

また、医療者が安全性を最優先し、合理的な出産管理を行なうようになった結果、かえって母子の生命の安全を危うくしてしまう状況をつくりだしてもいる。マスコミの批判的報道に登場する陣痛促進剤による被害例は、自然の出産メカニズムを軽視し、出産を管理した結果生じた人工的な医療過誤といえよう。出産は本来、生理的現象なので、ほとんどの場合、陣痛促進剤は不要である。しかし、妊娠を継続することが胎児や母体の危険を招く恐れがあると判断される純粋な産科学的適応のみならず、施設のおかれた状況や都合により、陣痛促進剤が使用される。たとえば、スタッフが少ない夜間や休日（特に年末年始）などに出産を避けるために、陣痛促進剤が使用される。陣痛促進剤による出産操作が行なわれた結果、現在の日本の出産は、火曜日に多く、午後四時をピークとして生れるという状況がある。このような陣痛促進剤の使用は、産婦のもつ自然のリズムを阻害し、分娩を難産化したり、産婦だけでなく胎児までも重大な危険を及ぼすことにもなり、その被害の実態も報告されている。安全性という点では、医療本来の目的とは逆の結果が生じるようになってきたのである。合理的な出産管理は、身体に本来備わっている生理的な出産メカニズムを発揮する機会を奪うばかりでなく、産む人＝女性の主体性をも奪ってしまった。

こうした反省をふまえ、近年ではクォリティ・オブ・ライフを求める社会の動きに伴って、自分自身のお産に目を向け、お産本来の在り方を追求する傾向が顕著になった。医療体制の管理下での出産に疑問をもった女性たちが、より充実し満足の得られる出産を望み、主体性を取り戻す努力を始めている。日本看護協会が行なった調査（日本看護協会「一九九二年　病院助産婦の業務と役割に関する調査」『看護白書　平成五年版』一九九三年、四一頁）によると、「したいと思っているお産方法」として、「麻酔で無痛なお産」九・八％、「計画的なお産」四・〇％と医療介入への希望は少なく、「自然なお産」と答えた者は七二・三％に達した。このことから自然分娩への志向を伺うことができる。つまり、「病院・医療者にお任せ」ではなく、自分の身体や自分の赤ちゃんの状態をよく知り、より健康な状態へと努力しながら自分にあったケアを求めようとしているのである。

また、インフォームド・コンセント（説明と同意）への関心ともあいまって、医療者からの情報と説明のもとに、産む女性側がケアの内容を選択するインフォームド・チョイスへの関心も高まりつつある。自分の希望する出産方法を提供している場（出産場所）を選択することもその一つであるが、一部の病産院や助産所では、バースプラン（出産計画書）の試みがなされている。これは、産む女性の希望する出産方針を具体的かつ綿密に書面にしたためたものである。その活用方法はさまざまであるが、医療処置や入院生活、陣痛時の過ごし方など細かい質問項目に「はい」「いいえ」で答える形式のものから、自由記載形式のものまで多様なものがあり、産む側も助産する側も出産に対する互いの考えを確認する手段の一つとして用いられ始めている。バースプランの試みにより、出産する女性が自己決定権をもち、出産を自分のものとしてとらえ、自然で満足のいく出産へと取り組み始めたのである。

有森によると（「出産方針に関する妊産婦の自己決定と助産婦援助との関係」『日本助産学会誌』一九九七年、一〇〇頁）、助産婦のみが妊産婦のケアをする助産所では、出産方針への対応に柔軟性があること、また、妊産婦の自己決定を支える援助は、妊産婦と助産婦が十分話し合い、自己決定する過程を共有するとともに、出産時に面識のあるよく知った助産婦が援助することにより支えられるという。これに対して、病産院では、一人の妊産婦に数種類の職種の人が複数かかわることが多いので、出産方針に対する判断の範囲や価値基準が各職種で異なり、柔軟性にかけるだけでなく、妊産婦の自己決定能力を支えるうえで問題があるというのである。

女性が生涯に産む子どもの数は一人か二人と減少し、出産は多くの女性にとって、生涯に唯一の体験となりつつある。少産時代であるからこそ、産む女性が主体性を発揮し、人生の大きなイベントとして「いいお産」を求め、満足のいく出産体験、有意義で価値ある出産体験にしたいと願うのは当然であろう。そして、それを支えるのは助産の専門家である助産婦にほかならないと考える。

2　出産における助産婦の援助

言葉のコミュニケーション

妊娠・分娩・産褥という経過のなかで、出産における痛みは、女性にとってもっとも関心の高いものであり、不安や恐怖を伴う。出産の痛み（産痛）は、「障子の桟が見えなくなるほど」と譬えられるように、ガンの痛みや帯状疱疹（ヘルペス）後の神経痛などと比較されるくらいの、最も激しい痛みの一つであるといわれる。「鋭く刺すような」「強烈で周期的にくる」「けいれんするような」「痛いなんてもんじゃない」などと表現されるように、文字通り産みの苦しみなのである。

日本では昔から、苦痛をじっと耐え忍び、口に出さないのが美徳だと考えられてきた。そして、「痛いのは当たり前」「母となる試練として耐えるべきもの」というように、出産での「痛み」を当然のこととして受け入れてきたし、それが出産の認識やイメージとして今日定着している。つまり、出産の痛みは我慢するのが当然であり、「腹を痛めた子」という表現からもわかるように、痛みを味わってこそ子どもに愛情がわき、また、痛みを乗り越えてこそ、母親として一人前であると見なされてきた。

しかし、「痛み」の感じ方には個人差があり、出産時に出会う女性たちの産痛への反応は千差万別である。出産時、産む女性にも生まれてくる子どもにも安全であり、しかも痛みが軽減できれば、それに越したことはない。女性が出産の激痛から解放されることは、精神的・肉体的ストレスの軽減という点からも大きな意味をもっている。

一般に出産している女性は、分娩の進行に伴って強まる痛み（産痛）と不安のストレッサー（ストレスの原因となる刺激）によってストレス状態におかれる。そして、ストレッサーとしての産痛と不安は、分娩の進行によってますます強まっていく。同時に、増強する痛みが不安を増大させ、その不安の身体的反応である筋の緊張が、産痛という身体的苦痛を強めるというように、心身反応の相乗作用によってストレスがさらに強まることになる。もっとも、そのストレスの程度や反応、つまり心身に受ける苦痛の程度やその反応は、個々の女性によって異なっている。出産中の女性が出産という共通の現象のなかにありながら、心身の反応に違いをもたらすのは、その女性が出産を恐怖と感じるか否かという点である。さらに、出産を恐怖と感じるか否かは、その女性が出産を体験する以前にもっている出産に対する認識やイメージも影響する。この認識やイメージの形成には本や雑誌、テレビやビデオ、あるいは出産の体験談などが関係する。なかでも出産を体験したことのある実母や姑、姉妹や友人たちの話は、出産への想像や期待を形成するものとして少なからず重要な意味をもつ。身近な女性の体験談から「分娩は苦しく、耐えがたいもの」であると認識し、出産を否定的にとらえた女性は、出産がはじまったことによって体験する現象をストレスと知覚するであろう。その場合には、分娩の進行に伴って増強する痛み（産痛）に過度に反応し、不安が増していくとともに、筋肉の緊張、うめき声、叫び声などの心身の反応が表れる。逆に、「大変なのは少しの間だけで、それほど苦痛を伴うものではない」と認識している女性は、出産がはじまった後の体験をそれほど恐怖とは知覚しない。出産が進むにつれて強くなる痛みを分娩進行の兆候、赤ちゃんを連れてくる力として認識し、肯定的な意味づけができるとストレス反応は表れにくくなり、産痛はより乗り越えやすいものになる。

産痛は、多くの場合、赤ちゃんの誕生という喜びのある結末が用意されているため、比較的意味を見出しやすい。ドイッチェが「出産はおそらく女性のいや人間としての、最大であり、またもっとも満足すべき経験である」（H・ドイッチェ、懸田克躬・原百代訳『母親の心理(二)』一九六四年、一七八頁）と述べているように、苦痛を克服し成就の喜びを獲得したときは、満足な出産体験となり、母親としての自己概念の発達を促し、その後の母親役割達成への大きな動機づけとなる。一般に産婦は、お産の経過中に不安や恐怖と安心、失望と希望、苦悩と喜びというアンビバレンスな感情の間を揺れ動く。そして、刻々と変化する産婦の感情、気持ちのあり様が痛みを左右し、満足した体験となるはずの出産も、時には喪失体験となることもある。そこで、そうした出産中の女性の気持ちの変化と産痛の関係について事例を通して考えてみることにする。

初産婦のAさんは、陣痛がはじまり子宮口が三㌢開大して入院してきた。入院後、少しずつ強くなっていく陣痛とそれに伴う痛みを、呼吸法とリラックスを取り入れ、時には笑顔をみせながら、かなり楽に過ごしていた。

四時間が過ぎ、診察した助産婦の「まだ四㌢しか開いてないので、まだまだかかりそうね。もう少し頑張りましょう」という一言で、Aさんの痛みは耐えがたいものとなっていった。まず、陣痛のある時に陣痛を乗り切るための呼吸法ができなくなった。そのうち陣痛がくると顔をしかめ、手足を緊張させ、リラックスができない状態になった。さらに「痛い！　助けて！……もういや」と叫び声をあげるようになったのである。

その二時間後、「七㌢、あと少しでお産ですよ。いい陣痛もきてるし……赤ちゃんも元気ですよ」と聞いたAさんの状態は一転した。再び、リラックスして、呼吸法を行ないながら陣痛の波を上手に乗り越えはじめたのである。
そして、二時間後には、無事男児を出産した。

出産後のAさんは、叫びはじめた時の気持ちを「今こんなに痛く苦しいのに、あとどのくらい耐えなければいけないのだろうか。今よりもっと強い痛みがくるなんて耐えられない。大声を出したり、身体を硬くしてはいけないことは十分知っているが、そんなことより、この痛みから早く解放してほしい」と思っていたという。そして、陣痛は強くなり、それと同時に痛みも強くなっているのに、思うように進まないお産に落胆したともいう。しかし、「あと少しでお産ですよ」という助産婦の一言で、「もう少しだ。頑張ろう」という気持ちへの切り換えができ、痛みもそれまでよりずっと楽になったと自分自身の出産体験を振り返った。

Aさんが出産前に考えていたようには進まないお産に落胆したことが、不安や緊張を招き、ストレス刺激となり、産痛が苦痛以外の何ものでもなくなり耐えがたくなったのである。そして、そのストレス状態の最中に陥った「痛い」「耐えられない」とか「いつまで続くのか」「このまま終わりが来ないんじゃないか」といった思い込みが、〝先の見えないことへの強い不安〟となり、ストレスへの対処行動の一つである呼吸法やリラックスをも困難にしたのであった。しかし、助産婦の一言で、産まれるという見通しに希望がもてたとき、痛みそのものも楽に感じられたのである。その人の気持ちのあり様で痛みそのものが見事に違って感じられたAさんの事例である。

助産婦の一言でAさんの気持ちのあり様が変化したように、助産婦の言動は産痛への感じ方に大きく影響する。それが、分娩の進行に関わるものであればなおさらである。出産中に助産婦がかける言葉で一番辛いのは、「まだまだ時間がかかります」「もう少し頑張りましょう」「もっと陣痛が強くならないと分娩にならない」というような言葉であり、逆に一番うれしいのは、「さっきより進んでいますよ」「もう少しだから頑張りましょう」という言葉かけだという。つまり、分娩中の女性にとって必要なのは、〝先がみえないことへの強い不安〟を解消するための〝やすらぎの情報〟であろう。そのためには、助産婦はできるだけ正確で具体的な分娩予測を示すことが求められる。そして、出産中の女性が、自分自身のお産の進行状態を理解できるということが重要である。そのうえで、助産婦の「さっきより進んでいますよ」「もう少しだから頑張りましょう」という表現は〝やすらぎの情報〟となり、出産中の女性にとっては心の安定を得る最大の言葉となるのではないだろうか。助産婦の言動により、分娩の進行を妨げ、出産中の女性を傷つけ、苦痛を増すようなことがあってはならないと思うのである。

身体のコミュニケーション

出産している女性のストレスへの対処行動におよぼす援助の影響を示したのが、次の図である。出

図　産婦のストレス認知の対処行動におよぼす援助の影響

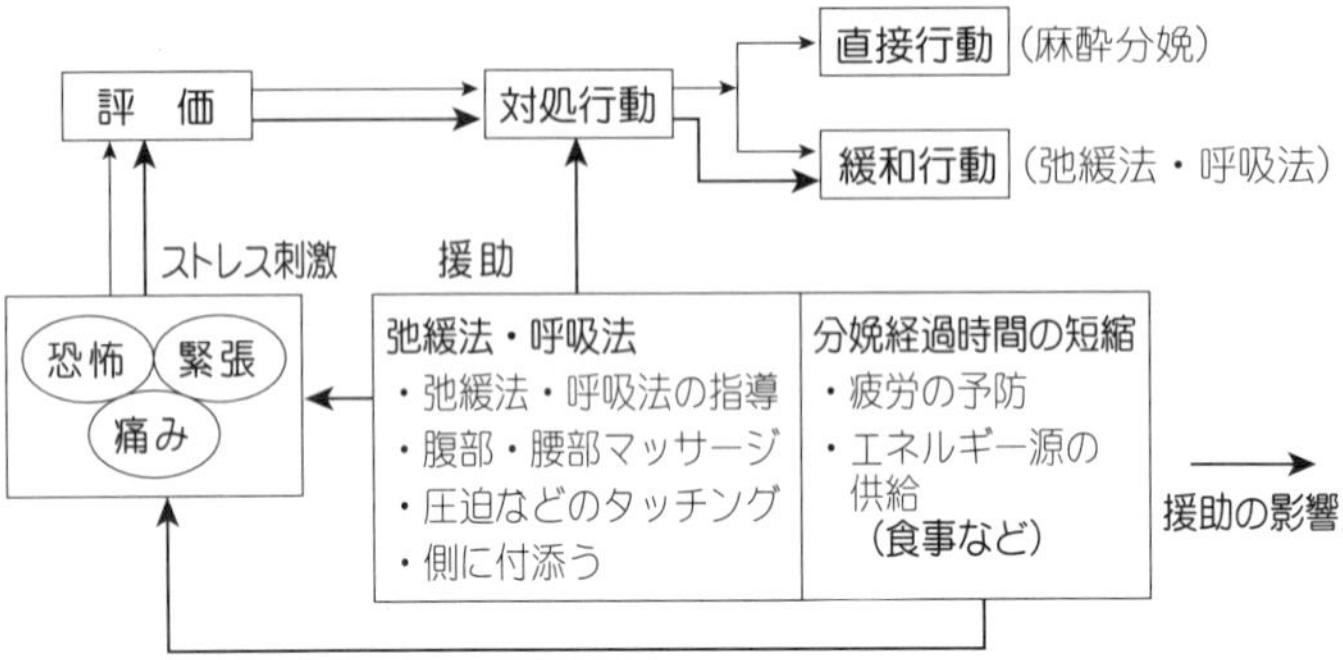

出典　新道幸恵他『母性の心理社会的側面と看護ケア』27頁に掲載されている図に修正を加えた。

産がはじまれば、女性はそれを避けることも、逃げ出すこともできない。出産中の女性のストレスは、その女性が対処行動をどの程度有しているか、また、他者がいかに援助をするかによって異なる。この点に関しては、先行研究を簡単に復習しておきたい。

D・リードは、産痛の原因を出産の恐怖が身体の緊張をもたらすことからおこると説き、出産の恐怖をなくし、身体の筋肉の緊張を緩和することで、自然で安楽な分娩（自然分娩法＝natural childbirth）が可能であると主張した。彼が説える恐怖・緊張・痛み症候群は、まさに出産中の女性における心身相関のメカニズムを明らかにしたものである。そして、妊娠中に出産についての知識を十分に得て出産の恐怖を取り除くこと、出産時の対処行動としての身体の筋肉の弛緩法、呼吸法などの練習を行ない、出産の準備をすることを提唱している。R・S・ラザラスは、困難であるという知覚がストレス刺激になり、その刺激に対する反応は、ストレスへの対処行動によって異なると述べている。また、その対処行動には、直接行動と緩和行動があるという。女性の分娩への対応について考えてみると、麻酔薬による鎮痛や無痛分娩の選択は直接行動にあたる。

一方、身体の筋肉の弛緩法や呼吸法、腹部・腰部のマッサージや圧迫法などの実施は、緩和行動である。この緩和行動に関連して、R・メルザックとP・D・ウォールはゲート・コントロール理論を唱えている。かれらによると、「触れる」「さする」「圧迫する」などの触覚刺激は、陣痛に伴っておこる痛み刺激よりも早く伝達されるため、先に伝達された触覚刺激が痛みを伝えるゲートを閉じる方向に作用するという。その結果、後から伝達される痛み刺激を抑制することとなり、痛みが緩和されるのである。たとえば、日常生活で何かに足をぶつけた場合に、無意識に痛いところをおさえたり、さすったりする。これは、おさえたり、さすったりする触覚刺激が痛みより早く伝えられるため、後から伝えられる痛みの通過を妨げ、おさえたり、さすったりすることにより痛みが和らぐと考えられる。また、患者にバックグラウンド・ミュージックを聴いてもらいながら歯の治療をすると痛みが和らぐのも、治療中の患者が音楽を聴くことにより、脳波にゆったり落ち着いた鎮静状態を示すアルファー波が出現するので、音楽が患者の心配や不安を軽減させ、その中枢の状態が痛みを伝えるゲートを閉じる方向に作用するからだと考えられている。

自分自身の体験から考えると、痛い時に「痛い」と叫ぶことは、側にいる家族や助産婦の注目を集めたり、甘えたり、救いを求めることになる。痛い時に「痛い」と声を出し、叫ぶことで「側にいてほしい」とサインを送ることになり、側についていてくれる人とのコミュニケーションの手段として作用したのである。同時に、「痛い」と声を出すことで、自分自身の緊張を緩和し、リラックスすることができるし、そうすることで、痛みが少しづつ楽になっていったのを覚えている。そして、何も言わずに側にいてくれ、処置をしている時にも、そっと腹部をさすってくれた助産婦の暖かい手の温もりを忘れることはできない。その暖かい手が痛みを吸い取ってくれているという感覚があり、痛みが和らいでいったのである。

出産中の女性が助産婦に望むことに、「側について励ましてほしい」「ひとりにしないでほしい」「腰をさすったり、呼吸法の適切なアドバイスをしてほしい」などがある。人は恐怖心を持つと一人でいるのが怖くなったり不安になり、誰かと一緒にいたいと思うものである。恐れや不安、特にそれが痛みによる恐怖や不安であれば、誰か側にいてほしいという思いが強まる。さらに、産痛と不安によってストレス状態におかれている分娩期では、精神的に援助してくれるパートナーとしての役割を助産婦に求めることが多い。出産が無事終了するまでの長い時間を共に過ごし、くじけそうな気持ちを支え、励ますことは産婦のストレス緩和につながっていく。助産の専門家としての助産婦が「側にいる」ことで、安心感が高まるのである。

また、出産中には「側にいる」ということと同時に、しばしば「触れる」「さする」「圧迫する」などの方法によるタッチが産婦の心身の安楽を図るための一つの手段として用いられている。タッチは、

「手当て」などに代表される看護の基礎であるが、言葉によらないコミュニケーションという内容が含まれている。ある人に触れるとき、相手の皮膚の感覚系を通して、その人の神経系統に反応を起こす。自分自身の体験を前述したが、助産婦の暖かい手により痛みが和らいだ感覚をおぼえたように、タッチは、安らぎを与え、痛みを和らげ、共感を示すというような作用をもっている。江口らは、看護婦への調査とともに同じ病院の患者を対象に、タッチの効果について調査している。それによると、看護婦の手によって楽になったと答えた患者は三五％に達している（江口恵美他「看護婦の技術としてのタッチに関する研究（二）——患者の癒された体験」『日本看護研究学会雑誌』一九九五年、一七八頁）。また、新道らは、出産時のストレスの緩和方法として、タッチ操作を加えるとストレスが軽減できることを、上腕筋の緊張状態、脈波、ビデオテープなどを使用した客観的データから明らかにしている（新道幸恵・近藤潤子「産婦のストレス緩和に対するTOUCHの影響」『日本看護科学会誌』一九八七年、二九—三八頁）。つまり、側にいるとか、タッチ（触れる、さする、圧迫するなど）などの非言語的コミュニケーションを分娩中の女性に用いることは、痛みを和らげると同時に、不安を除去することができ、ストレス反応を軽減し、安楽な状態をもたらすのに役立つということである。筆者の経験した以下の事例は、タッチの重要性について具体的に示している。

新生児室で、授乳の準備をしていた時である。

分娩室から急に何人かの医師や助産婦の大きな声が重なり合って聞こえてきた。そして、その合間に産婦の悲鳴に近い叫び声が聞こえていた。今日の分娩予定は、二人目の出産で入院していたBさん。何かあったのか、それとも経産婦で急に分娩が進行したのか。分娩担当の助産婦や医師も数人いるのだからと、新生児室の業務を続けていた。しかし、産婦の叫び声も医師や助産婦の叱咤激励する声もやむ様子はなかった。陣痛室にいた産婦のBさんは、とても無口で遠慮深い方だと思っていた私は、「あのBさんがこんなに大きな声を出すなんて、よほど辛いのだろう」と考え、分娩室をのぞいてみることにした。

分娩室は、特に異常が生じているといった気配はなく、分娩の進行が予測よりも早かったのだろうと、私なりに判断した。助産婦も医師も、そして助産婦学生までも懸命にBさんを激励し続けていた。

その時、黙ってBさんの側により、必死に握り棒をつかんでいるBさんの手にそっと自分の手を添えた助産婦がいた。そして、Bさんのいきみに合わせて、手に力をいれ、陣痛のない時には、そっと腕や手の甲さらには肩などをさすっていた。そして少しずつ、Bさんは叫び声を出さなくなっていった。まもなく分娩は終了し、無事元気な男児を出産した。

そっと手を添えた助産婦は、Bさんに微笑みながら、肩に軽く触れ、「おめでとうございます」と声をかけ、再び自分の業務に戻っていった。そして、私も新生児室に戻った。

この事例では、急速な分娩の進行に出会って、大きな声で叫んでいる産婦がおり、あわてふためいている医療者がいた。母子ともに安全に出産を終了するという責任を担っている助産婦と医師のあせりは当然であったかもしれない。しかし、肝心の助産婦が急速な分娩の進行に動揺してしまったために、驚き、動揺し、そして、不安を感じている産婦を思いやる人がそこには誰もいなかったのである。さらに、医療者側の動揺とあわてふためく行動が、産婦にどのような不安を与えるかについても、考えてはいなかった。医療者側が大変だと考えた時、産婦はそれを察知し、医療者以上の不安を感じてしまうものである。しかし、大変な時こそ、たとえ一人でも産婦の思いに対して心を寄せていかなければ、産婦をますます不安な状態におとしいれてしまうことになる。

無口であまり話すことのなかった産婦のBさんは、出産の翌日、「手をそっと触れてくれた助産婦さんがいなければ、お産はできなかったかもしれません。騒いでしまったけど、あのとき、いきみに合わせて手を握ってくれて、楽にいきむことができるようになった」と出産体験を話してくれた。Bさんは動揺し叫んでいるとき、落ち着く手だてを求めようとしていたのである。そして、助産婦のタッチにより、その手だてを得た後は、落ち着いて出産にのぞむことができた。出産の場で落ち着くことができず、叫んでいる産婦に、いくら「がんばりなさい」「力を抜きましょう」「落ち着きなさい」と言っても、リラックスできない産婦にとっては、さらなる努力を要求されていることにほかならない。また、産婦は、助産婦の指示どおりにしようと努力するが、「わかっているけどできない」という葛藤を生み出し、ストレス状況を助長することにもなる。このような状況にある産婦の緊張を解きほぐしリラックスに導くためには、側にいてタッチするなど、頑張れるための方法、落ち着けるための方法をそっと差し出せることが重要だということを、この時に確信することができた。

3 助産婦の復権に向けて

第二次世界大戦までの産婆（助産婦）は、助産者として独立した教育を受け、自立した職業人であった。ところが、戦後になって助産婦制度が変更され、助産婦の社会的地位は低下した。この背景には、急激な科学技術の進展とあいまって出産が医療の管理のもとに組み込まれてしまったことや、助産婦そのものが施設の中に埋もれ、陰に隠れた存在となってしまったことがある。病産院においては、産婦やその家族からは「助産婦さん」ではなく、「看護婦さん」と呼ばれることが常であり、助産婦であることを主張しなければならない状況なのである。

しかし、このような状況においても、助産婦は女性の声に耳を傾け、快適と安全と安心を保証できる存在として、生命の尊厳を全身で受け止めながら、そして、母となる瞬間を感動で迎えさせてあげたいという一念で出産に取り組んでいる。産婆の時代から受け継がれてきた家族中心の出産形態を引き継ぎ、出産を生理的プロセスとしてとらえ、産む女性の心を守り、主体性を発揮できるように努力しているのは助産婦にほかならない。そして、「だれのための、何のための助産婦なのか」を常に問いながら、女性の妊娠・出産の過程を丸ごと扱える助産の専門家として、一人の産む女性にずっと付き添い、その女性の自然のプロセスを大切にしながら援助している。このような助産婦が行なう援助を、医師のそれと比較すると、⑴産む女性に対して、妊娠中から継続したケアを実施し、出産中はずっとそばについて援助すること、⑵産む女性がもつ自然に備わった力を最大限に引き出すように促し、「待つ」という姿勢を大切にすること、⑶個別のケアを大切にすること、が特徴として考えられる。出産の場では、自然のメカニズムを重視した助産婦による自然分娩が助産の主体となるべきであり、医師は異常のみにかかわるという、助産婦と医師がお互いに補い合う関係も求められている。もちろんこの場合、助産婦は新しく起こってくる事態に正確に対応する能力を備え、次の段階に起こることを的確に予測し、それに対する適切な処置を準備することや、異常を見極める目をもち、異常に際しての連携や体制を整えておくことなども忘れてはならない。

かつて日本に病産院などの施設分娩をもたらしたアメリカでは、あまりにも機械的に取扱いすぎた施設分娩への反省から、両親の責任において家族のなかで出産を行なおうとする運動が盛んとなり、その介助者として助産婦が見直されてきている。イギリスは地域医療の先進国であり、地域助産婦が活躍している。施設においても開業助産婦のように、ひとりの妊産婦を産後まで継続・一貫してケアを実施するワン・ツー・ワン方式の助産ケアが取り入れられるようになり、妊産婦に受け入れられている。オランダの助産婦は専門職（Medical Profession）として、正常妊産婦を単独で扱うことが法律で認められており、そのこともあって家庭分娩が多い。また、助産婦の約八割は開業助産婦である。正常分娩は助産婦と家庭医のいずれかが取り扱うが、病院への搬送システムが確立しており、産む女性は安心して自宅で出産できる状況も整っている。

日本は欧米の医療を追随していると言われる。しかし、欧米においては、お産をめぐる状況が変りつつあり、戦前までの日本の助産婦（産婆）活動を彷彿とさせる感がある。つまり、助産婦は、助産のケアの質を高めるとともに、業務範囲を確立し、自立した職業人として独立的かつ専門的に、広く地域に密着した活動を展開しているのである。そして、自然のメカニズムを重視し、産む側に寄り添い、それに徹した支援への取り組みが、産む女性たちに支持されている。

出産の場においては、「安全で、苦痛が少なく、心豊かに産むことができる」という視点とともに、「産む人が産むために産みやすい」という視点が必要である。そして、なによりも産む側と助産する側が信頼関係を築き、心から「よかった」と納得でき、より充実し満足の得られる出産のできることが大切である。このような体験は妊娠・分娩・産褥期だけでなく、それ以後の女性やその家族の生き方を決定するほど大きな価値をもつ体験である。それは、母子および家族への一貫した援助を継続して実施することにより達成できると考えられる。

助産婦の職能団体である日本助産婦会では、『全国助産院マップ』（社団法人日本助産婦会助産所部会編著）を平成八年から発行している。これによって、地域で活動する開業助産婦の所在や援助内容などを紹介するとともに、女性や家族が知りたいと思っている内容を「Q&A」形式で説明し、助産婦の存在をアピールする努力をはじめた。また、五月五日を「国際助産婦の日」と定め、地域の女性たちと助産婦の交流も少しずつではあるが全国に広がっている。これらの取り組みは、施設だからできない、開業すればできるというような問題ではない。病産院における勤務助産婦も含め、助産婦自身が助産婦であることを明確に主張し、どのような援助が提供できるかを明示することが必要であろう。また、助産の専門家としての意思をもち、産む女性やその家族の期待に応える努力が、今、助産婦に求められているのではないだろうか。

おわりに

病院での施設分娩がほとんどをしめる現在、医療者が安全性を最優先し、合理的な出産管理を行なう結果、産む側の女性が描いていた出産のイメージと現実との間に大きなギャップが生じ、不満足なお産に終わったという女性も多い。しかし、予想される危険性（「リスク」と呼ばれる）がない限り、出産は生理的現象であり、病気としての管理や医療の介入は必要ない。リスクがあったとしても、何事もなく経過していくなら、専門家としての助産婦による注意深い監視のもとにケアが提供されるべきであろう。

出産といえば「痛み」「陣痛」をすぐに連想しがちである。痛み（産痛）は子宮収縮に伴って生じる一つの自覚症状であり、陣痛である子宮収縮自体に痛みはない。痛み（産痛）は、分娩の進行に伴っておこる骨盤底や外陰、会陰、膣などの筋肉や組織の強い圧迫や伸展によって起こる。陣痛は、胎内にいる子どもをこの世に送り出すという、重要な役割を持つ生理現象であり、そのときに痛みを感じるのはとても大切なことであると思う。産痛は、確かに軽いほうがよいと思うが、決してゼロであることが望ましいわけではない。耐えられるほどの痛みであれば、別に問題はない。しかし、分娩中の「痛み」の感覚は、不快な感情を伴うだけでなく、不安を増大させ、身体的苦痛を強める。しかも、体験している女性の個人的な体験であり、第三者は当事者の痛みを推測することしかできない。この時、助産する者がありのままの産婦を受け入れることで、産婦の不安や痛みは軽減していくものである。緩和のための単なるテクニックではなく、助産の専門家として側に付き添うことが、産婦の身体や心を癒し、痛みを軽減するためのケアになるであろう。そして、そのケアには、暖かい心と、産む女性の意志を尊重した姿勢が要求される。

妊娠・分娩・産褥経過における女性の役割変化の過程で、新しい価値を見出し、安心して心をよせることができるように、その女性の気持ちに添うことこそが、満足なお産に向けたケアの重要な要素となるであろう。そして、産む女性にとって出産はただ辛いだけのものではなく、自分自身の力で産み終えたという達成感や満足感が得られれば、その体験は有意義なもの、感動的で喜びにあふれたものとなり、その自信を子育てへとつなげていけるものだと信じている。

●——参考文献

吉村典子『お産と出会う』勁草書房、一九八五年

大林道子『助産婦の戦後』勁草書房、一九八九年

新道幸恵・和田サヨ子『母性の心理社会的側面と看護ケア』医学書院、一九九〇年

戸田律子訳『WHOの五九カ条　お産のケア実践ガイド』農山村文化協会、一九九七年

杉山次子・堀江優子『自然なお産を求めて』勁草書房、一九九六年

大林道子『お産——女と男と羞恥心の視点から』勁草書房、一九九四年

S・インチ、戸田律子訳『バースライツ』メディカ出版、一九九二年

C・ジョーンズ、清水ルイーズ監訳・河合蘭訳『お産のイメジェリー』メディカ出版、一九九二年

陣痛促進剤による被害を考える会編『病院で産むあなたへ』さいろ社、一九九五年

D・A・ベイカル、岡堂哲雄監訳『病気と痛みの心理学』新曜社、一九八三年

水口公信・山中祥男編「痛みの世界」『現代のエスプリ』至文堂、一九八九年

F・J・マクギーガン、三谷惠一・森昭胤訳『リラックスの科学』講談社、一九八八年
有森有子「バースプラン――出産という舞台の台本」『助産婦』五十巻一号、一九九六年
藤野彰子「看護とタッチに関する研究動向」『看護研究』三一巻五号、一九九八年
我部山キヨ子ほか「特集 産痛の解明とケア」『助産婦雑誌』五一巻九号、一九九七年
財団法人日本助産婦会 助産所部会編著『全国助産院マップ』社団法人日本助産婦会、一九九六年。

第9章 不妊治療
レールのない人生を拓く

白井瑞子

はじめに

一九七八年に世界ではじめて体外受精による人の出産例が報告された。その後の生殖医療技術の進歩はめざましく、さまざまな治療法が開発され続けている。不妊のカップルにとって選択肢が増加することは、子を持てることへの期待がふくらむという点において朗報であるが、一方で、治療期間が長期化し経済的な負担が増えること、あるいは治療の限界を見極めるタイミングの判断が困難になるという面倒な事態をも引き起こしている。治療を続ければ、また、医師の技術が確かであれば、必ず子を持てるはずだという技術への信頼感は、子産みを簡単には諦めさせない状況を作り出している。「子が生まれたときが治療を終わるとき」と単純に括ってしまえないのが不妊治療でもある。本稿では、不妊を取り巻く社会背景を概観し、不妊治療中女性の事例検討を行なったうえで看護職によることの問題へのサポートのあり方を考えていくことにする。

1　不妊治療の社会背景

「子を産まないこと」や「結婚しないこと」に対する社会の目は寛容になりつつある。女性の「子産み」に対する考え方は、女性自身の「自分の子を持ちたい」「楽しい子育てを体験したい」という体験欲求に基づいた自己実現の一つに位置付けられるようになり、家名・家業の継承や家墓を守ることを目的とした不妊治療は、しだいに少なくなっている。しかし、子を「産まない」選択をするのではなく、「産めない」という事実に直面している女性に対する社会のまなざしは、複雑である。

一般的に不妊の原因は、女性因子四割、男性因子三割、機能性不妊（原因不明）三割といわれているが、いずれもホルモンのバランスという心身の状態による影響が大きい。不妊治療は継続すれば結果が出るものではなく、治療可能な年齢にも限界がある。場合によっては「不妊」を受容し、子どものないライフスタイルを受け入れざるを得ないこともある。また、自然妊娠に比べると、治療によって妊娠した場合は流早産の割合が高く、自然妊娠と同じように障害をもつ児が産まれることもあり、想像していた「楽しい子育て」とはかけ離れた現実に直面することも時として生じる。

図　不妊治療に対する意志決定の連鎖構造

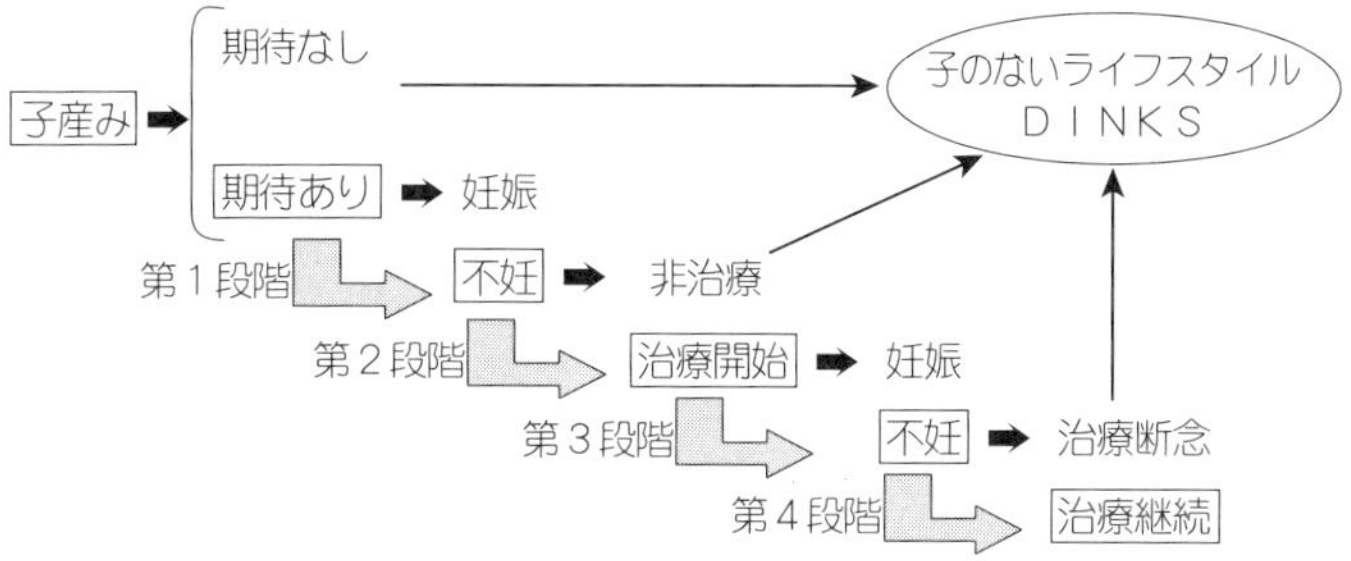

不妊であることを疑っても、すべての人が医療機関を訪れるわけではなく、不妊治療の継続は、その都度のインフォームド・コンセントにもとづいて行なった意思決定の連鎖であり、治療の断念もまた意思決定によるものである。図のようにそれぞれの段階で意思が確認され、自己決定の連鎖によって不妊治療のプログラムに参加していくことになる。

治療プログラムに参加しての第一段階は、「結婚したら次は子ども」という自分自身の思いと、夫をはじめとする周囲の「子どもはまだか」という期待に応える形で、「これがよい」と言い伝えられている民間療法（たとえば、食べ物、温泉、性行為の時期・体位、神社の参詣など）を試みることから始まる。それでも妊娠しない場合に、はじめて医療機関を訪れ、第二段階に入る。

不妊治療の初期（約六ヶ月間）は原因を明らかにするための検査や、排卵誘発剤の服用、タイミング療法*など一般的な治療が行なわれる。配偶者間人工授精（AIH）、高度生殖医療に該当する体外受精（IVF・ET）**などはその後になり、一年から二年の間は治療の成果に期待する期間となる。しかし、三年を超えると高度生殖医療によっても、妊娠率は急速に低下するたため、心身のストレスや経済的負担の大きさから治療を継続するか断念するかを選択する岐路に立たされることになる。

＊タイミング療法　基本的な不妊治療の一つ。基礎体温や経膣超音波による卵胞の検査を行ない排卵の時期を推定して妊娠しやすい日を知らせる。

＊＊体外受精・胚移植（ＩＶＦ・ＥＴ）　体外に取り出した卵子を精子と受精させた後、培養し、八細胞程度の胚にしてから子宮に移植し、妊娠の可能性を高める不妊治療の一手技。

不妊治療中の女性を調査した結果によると、ストレスを感じることの第一は、妊婦や赤ちゃんを見ること、身近な人の妊娠を知ったときの、取り残されたような寂しさやイライラである。それは治療を行なっても妊娠しない自分自身に対する無力感とも結びついている。第二は治療に伴う事柄である。たとえば、妊娠するかどうかの見通しが立たないことや、治療の苦痛や不安、あるいは医師・看護職の言葉であったりする。そして、第三は「周囲の声」である。近所の人や義父母の言葉による傷つきなどが、その具体的な内容となっている。また、不妊治療を三年以上続けている人のなかには、不妊である自分を責め、子を持つためならどんな手段でもとりたいという出産に対する強迫的な思いが強まる一方で、老年期になってから後悔しないために治療を続けるという感情も発生していることがわかった。こうした「不妊である自分」を責める背景には、「子を持って一人前」「子を持つことで本当の夫婦になれる」という、ジェンダー意識の根深さを確認することができる（白井瑞子「家族観の形成・発達への教育的関わりについて――不妊女性のストレス実態を通して――」香川大学教育学研究科修士論文、一九九九年）。

2　事例からみた不妊の心理・社会的側面

筆者が不妊治療の臨床に関わりをもつようになったのは、一九九七年四月のことである。それ以降、不妊治療中の女性一人ひとりとの面接から、治療を受ける背景には、診察室のなかでは語られないさまざまな事情があることを知らされた。そこで本節では数多くの事例のなかから、治療期間五年以上、年齢三五歳以上、不妊原因が女性因子であるという点で共通項をもつ、三つの事例を取り上げ、その事例を通して、不妊治療が妊娠出産という医学の問題であると同時に、夫婦のあり方や作ろうとしている家族像を反映しているという点で社会文化的な問題でもあること、それゆえに看護職の患者へのサポートが重要になることを、検討していきたい。

【事例一】

Kさん（三五歳）との面接は彼女の自宅近くの喫茶店で約二時間を要した。約束の時間きっかりに現れた彼女は、当方が準備していた半構成の質問紙にすらすらと記入し、「今日は（体外受精のための）採卵予定だったけれど中止になったので時間があるから面接に応じたのだ」と周りの客に聞かれることを気にかける様子もなく話し始めた。

Kさん夫妻は結婚後七年たっており、夫は一〇歳年長で四五歳である。二年ごとに転勤する夫との二人暮しで、当地に赴任してから一カ月余りが経過していた。Kさんは全国チェーンを持つ婦人服店の販売員であり、夫の転任地の店舗でずっと仕事を続けているということであった。子が生まれたらその土地でマンションを購入し、夫が転勤になれば単身赴任してもらおうと思っている。夫の出身地には義姉妹（既婚）四人が住んでいるが、夫の両親は亡くなっているので、行き来はほとんどしていない状態である。

治療を始めたのは結婚後五年目で、妻であるKさん三二歳、夫四二歳のときであった。最初の病院で検査した結果は、二人ともまったく異常がなかった。しかし、昨年の検査で子宮内膜症*と診断され、体外受精しか方法がないことがはじめてわかった。治療について夫は、協力しないというわけではないが、「好きにしたら」という態度である。「お子さんに恵まれたらどんなことをしてみたいと思っていますか」という質問に、Kさんは「子どもが生まれたら何かが変わるだろうと思う。何かが変わることを期待している」と話してくれた。「何かが変わるとは」と続いて質問すると、結婚してから次々に起きた義姉妹との確執について、まるで堰を切ったように話し始めた。自分たち夫婦に子どもがいないからお金があるだろうと嫌味を言われる。夫の郷里で何か行事があると、経済的な負担を長男だからと押し付けられるが、夫はそれを当然のこととして応じているのが悔しい。そもそもこの人とは結婚すべきでなかった。実家の父親が反対したのに無理に結婚したのがよくなかった等々、時に涙をうっすらと浮かべながらも話し終えると、「初対面なのにこんなことまで話して済みません。でも話ができてすっきりしました」と笑顔を返してくれた。

＊子宮内膜症　子宮内膜はホルモンの影響で肥厚し、月経時に剥離して体外へ排出される。子宮内膜組織が子宮内以外の腹膜や卵巣の中に迷入している場合を子宮内膜症という。月経時に剥離するが組織の中に出血するため月経痛が強くなる。

話を聞きながら、二八歳という決して若くない年齢で結婚したKさんが、なぜ結婚後五年もの間、不妊治療を受けなかったのだろうかと不思議に思った。Kさんは「自分は三人きょうだいで、結婚したらそれくらい生まれるのが当然だと思っていた。不妊かも知れないなんて考えもしなかった。仕事も面白かったし、いつのまにか五年経っていた」とのことであった。しかし、先にも述べたように、Kさんは「子が生まれたらその土地で家を建て、夫には単身赴任してもらいたい」とも話していた。夫との同居をあっさり放棄しようとするKさんたちの、七年間にわたる夫婦生活はどのようなものであったのだろうか。また、Kさんのいう「子が生まれることで、何かが変わることを期待している」とは具体的にどのようなことを指しているのだろうか。この場合は、夫が義姉妹に行なっている経済的支援をやめることを意味しているらしいが、果たしてこのまま治療を受け続けることが、Kさんや生まれてくる子にとって、本当に望ましいことなのだろうかと、少々疑問を感じることもあった。

結婚してほんとうの夫婦になれるのは「子を生んでから」という人も少なくない。Kさんの場合、夫は子を持つことに消極的であり、まるで不妊治療は義姉妹に向かっている夫の関心を、自分と生まれてくる子の方に引き戻す手段のような印象を受けた。子産みが夫婦の共通目標ではなく、夫や義姉妹との関係で満たされない感情を、子を生むことによって補償しようとしているように思えたのである。したがって、本格的な治療に入る前に、生まれてくる子に対する親としての役割を引き受け、子育てを夫婦の協働作業として考えることができれば、というのが筆者の希望であった。看護職にある者として、このような方向での援助が求められると感じた。

【事例二】

Hさんは三八歳で、結婚後八年になる。待合室ではほとんどの不妊治療女性が人目を避けるように下を向いているのに対して、Hさんは、妊婦さんや小さい子どもへの視線も温かく、にこやかな笑顔を絶やさない人であった。不妊原因は多嚢胞性卵巣症候群*であり、治療を始めてから六年が過ぎていた。現在までの経過を聞くと、結婚後二年目にはじめて妊娠したが、三カ月で流産したので不妊治療を始めた。治療を始めてまもなく二回目の妊娠がわかったが、すぐに流産した。六年の間に四回病院を変わり、休むことなく治療を続け、人工授精三回、体外受精一回を受けたが妊娠徴候は見られなかったということであった。

＊多嚢胞性卵巣症候群　直径数ミリの卵胞が多数存在するにもかかわらず、それ以上の発育が起こらないため排卵しないことで不妊の原因になる。

「子どもが生まれたら」の質問に対してHさんは、すこしはにかんだ様に笑って「子に頼めるのは、ちゃんと自分たちの後始末をしてもらえることかな。面倒を見てもらう、一緒に住んでもらうなどは、期待できないと思う」と答えた。家族は、夫との二人暮しだが、夫の両親が同じ町内に住んでいるので行き来は頻繁にしているという。結婚してしばらくは、「子どもは」と聞かれプレッシャーを感じていたが、最近は誰も何も言わなくなったので気楽に治療を続けている。月経が少し遅れると妊娠かなと思い、月経が始まるとすごくガッカリする。とくに子ども好きの夫の落胆ぶりがひどいので、無理して明るく振舞うようにしている。子がないので二人で働いたらお金が残るだろうと周囲の人に言われるけれど、自分たちも（治療という形で）子のためにお金を使っている。最初に妊娠して流産した子がもし生まれていたらもう小学生だと、夫と話すことがあるという。

六年間の治療とは、単純に計算しても七二回の妊娠への期待と失望の体験を繰り返したことを意味する。子はいないけれど「子のためにちゃんとお金を使っている」というHさんは、治療を続けること（＝経済的負担を負うこと）で精神的負担を軽くしようとしているのではないだろうか。治療の結果として子を授かった場合、Hさんは「自分たちの後始末」くらいしか期待出来ないだろうと話してくれた。出産を期待するものの、現実からは程遠い子は、具体的なイメージを描くことすらも困難にさせているようである。

Hさん夫妻は、家族にとって子はあるべき存在と確信しつつ、治療を続けている。現実の生活は、子を持つことによって得られるすばらしい未来の準備期間のようなもの、今は仮の生活でしかない〔未来への期待の裏で、現実へのコミットメント（没入）を避けることを「ユートピア症候群」と呼ぶ〕。Hさん夫妻の共通目標を「子産み」の他にも見出すことが必要であり、早くそれに気づくような働きかけが、看護職に求められると思う。実際にも、私たちの社会では「多様な生き方」が尊重されるべきなのである。一方で、「ユートピア」が現実のものとなるよう患者を励まし、他方で、子どものいない生活を現実のものとして受け入れてもらう。そう考えれば、看護職の不妊患者への対応は、パラドキシカルなものとならざるをえない。

【事例三】

Tさんは四〇歳で、結婚後一〇年を経過している。不妊原因は子宮内膜症で、不妊治療年数は五年になっている。Tさんは受付を済ませると、決まって待合室の一番奥に席を取っていた。伏目がちで、言葉かけを拒否するように背中を丸めてはいるが、周囲の会話には敏感に反応しているのがよくわかる人であった。筆者の声かけに、最初は少し驚いた様子であったが、面接の意図を伝えると、こころよく話を聞かせてくれた。

不妊治療に関する出来事は結婚前にさかのぼっていた。二九歳のとき、ひどい腹痛のため夜中に救急車で病院へ行った。高度の子宮内膜症で子宮と腸管が癒着し腸閉塞を起こしたためとわかり、開腹手術を受けた。手術後の説明で妊娠は難しいだろうと言われた。三〇歳で結婚した。結婚後、そうはいっても妊娠するだろうと軽く考えていた。しかし、五年を過ぎても妊娠しないので治療を始めたが、体外受精しか方法がないと言われ、昨年から全国的にも有名な不妊症専門病院で顕微授精を受けている。最後まで（卵ができなくなるまで）がんばりたいし、五〇歳、六〇歳になって「ああすればよかった」と後悔しないためにも、毎月治療を受け続けている。今、一番の気がかりは、三カ月くらい前から月経の中間に出血するようになったことである。だいぶ体を傷めているにちがいない。もしかして癌かもしれないと気になり、今日受診したとのことであった。

「生まれて来る子に期待することは」と質問すると、家を継いでもらうとか、老後の面倒を見てもらおうなどとは考えていない。養子ではなく、自分たち二人の子が欲しいので治療を続けているという。しかし、実妹（独身で三〇歳）に代理母*を頼もうかと、半分本気で話したことがあると語るなど、Tさん自身が子産みに固執しているとは思えない様子も伺えた。

*代理母　依頼人の男性の精子を人工授精によって第三者の女性の子宮に注入し妊娠・出産して

もらう（サロゲートマザー）。依頼人夫婦の受精卵を第三者の子宮に移植し出産してもらう（ホストマザー）。依頼人の男性の精子と提供卵子を体外受精させ依頼人の女性の子宮に移植するなど、さまざまなバリエーションがある。

Tさんは四人家族で、夫の両親と同居中である。治療を続けていくうえで相談相手になり、気持ちの支えになってくれるのは、不妊治療をうけている仲間である。不妊症専門の病院に行くと、待合室にいる人はすべて不妊症の人だからほっとする。はじめて会った人でも「今日は採卵？　戻し？　どこから来たの」と気軽に声をかけてくれるし、ファックスや手紙、あるいは電話で励ましてくれる。治療は泊り込みになるので、旅費、ホテル代などが治療費と同じくらい必要で経済的負担は大きいのだが、実家の母親がお金が必要なら貸してあげる、と言ってくれる。お姑さんは「三人でも五人でも産んでくれたら面倒はみるから、安心して何人でも産みなさい」と言ってくれるが、舅はちょっと古い人で「子どもを産めないのは……」とあからさまに言われるのでつらい。治療に専念するため仕事も辞めてしまったので、いまさら治療を止めることもできないとのことであった。

Tさん夫妻が子を望んでいたのであれば、結婚後もっと早い時期に治療を始めていたのではないかと、筆者は思った。周囲の声、とりわけ夫の両親が孫を希望するとき、治療を受けざるを得ない立場に追いこまれる場合がある。「家」制度は法律上も実態としてもほとんど見られなくなっているが、不妊という「望んでも子を持てない状況」におかれると、子の存在が必要不可欠の重大事におき換わる。さらに科学技術の進歩は、人々に万能感の幻想を与え、欲望を際限なく膨らませていく。医師の技術が良ければ、新しい技術を使えば、必ず子を持てるという技術信仰へと人々を導いているのではないだろうか。

Tさんは、自分を精神的に支えているのは、不妊治療仲間であると言う。人生のパートナーであるはずの夫や、毎日顔を合わせる義父母でもないため、家族のなかで居場所を失い、もっとも身近な家族が、むしろ治療を断念させない監視役にすらなっている。最後の手段として、毎月県外で泊り込みの治療を受け続けることとは、Tさん自身が意思決定したことである。しかし、次々と提示される治療メニューを一つ一つ体験する過程で、「この治療を受ければ次はもしかしたら妊娠するかも」と、子を持てることへの期待が膨らむ一方で、治療を続けても妊娠しない自分の無力を確認するつらさに耐えることを求められる。確かに生殖医療技術の進歩は、子どもを望みながらも恵まれない人に大きな夢を与えた。しかし、どんなに技術が進歩しても、成功する確率は必ずしも高いものではない。そして、可能性としてはゼロでない以上、子をもつことをあきらめきれないのが現代社会である。このように考えると、さまざまなプレッシャーのなかで不妊治療へと向かう現代の人々と、神が授けてくれない以上あきらめるしかなかった時代の人々と、どちらが女性にとって幸せだろうか。

さて、生殖年齢*の限界を迎えても子を持てなかった場合、Tさんの後半生はどのようになるだろうか。結婚して後、治療を受けなかった空白の五年間について、身体を傷め続けることで家族の許しを乞うているようにも解釈できる。榎本は夫婦間でよく自己開示している夫婦ほど、結婚生活における満足度が高いと言い、「お互いが他人同士であることの自覚をもとに、親密な距離をとる努力をし、個別に閉じたアイデンティティを相手との間に開いていく覚悟があれば、夫婦の間における幸福感が手近なものとなってくる」（榎本博明「夫婦における幸福感の心理」『現代のエスプリ、別冊（つれあいの心理と幸福）』五二、一九九四年）と述べている。

＊生殖年齢　卵巣機能には個人差があるので閉経までは生殖可能である。カナダで避妊や中絶をしない人々のコロニーで調査した結果によると、最終妊娠年齢は平均四〇・九歳、四五歳で八七パーセントの人が妊娠できなくなっていた。四〇歳を超えると年齢と共に卵子の老朽化、染色体異常頻度が増加する、とされている（詳しくは荒木重雄『不妊治療ガイダンス第二版』医学書院、一九九八年、を参照のこと）。

治療の断念を自分自身の意思でなく、医学的な限界によって受け身的に決定することは、自尊感情を慢性的に低下させ、抑うつ状態を招くことにもなりかねない。これだけの治療をしても、また、医学の手を借りても、妊娠できないことに対する不全感は少なからず生じる。それが肥大化しないための関わりと支援が、看護職に強く求められるところである。

＊

以上紹介した三事例は、いずれも高度生殖医療といわれる体外受精・顕微授精＊を体験したり、あるいはそれを前提とした治療を受けているものである。医療機関も転々としており、治療に向かう意欲は高いが、治療経験が五年を超えると精神的にも疲弊状態に陥っていることがわかる。臼井らが夫婦間の役割期待感について調査した結果によると（臼井万貴他「中高年夫婦の意識調査」『母性衛生』三八（四）、三六一―七一、一九九七年）、わが国の中高年夫婦は、新婚当初からお互いに配偶者のため、子のために生きているという感覚が強く、「個人」としての感覚が低いという。かつての家制度の下では、家の継承者、労働力として子どもが求められ、高度経済成長期には学歴の獲得と優秀な労働力を確保するために母親役割が重視された。子は母親が自らの存在をかけて育てる対象となり、子を産み育ててこそ女性は価値あるとする考え方が強化されてきたのである。しかし、日本的集団主義を基調とした社会の仕組みも変わり、今日は個人が尊重される時代である。また、現代は結婚して夫婦としての生活が半世紀を超えるようになっている一方で、「最初の結婚が一生続くとは信じられない時代」でもある。

＊顕微授精　おもに精子の状態が原因となって妊娠しない場合に、顕微鏡下で卵子の表面に小さい孔をあけて精子を進入しやすくしたり、卵細胞質内に精子を注入して受精させる手技。受精後は体外受精と同じ方法をとる。

落合恵美子によると、現在のアメリカやヨーロッパでは離婚率の上昇によって、夫婦の絆が壊れやすくなっているが、一九世紀には高い死亡率のため、やはり結婚生活はもろく、結婚後二〇年までに結婚生活が終了する割合は、現在も一九世紀も約三割であるという（朝日新聞、一九九九年一月一三日）。おそらく日本もこのような方向でシフトしていくであろう。「子を持って一人前」「結婚したら次は子」という固定した家族観にとらわれないで、あるがままの多様な家族を認める、そのことを当たり前であるとする社会を創出することが、不妊治療への〈のめり込み〉による自尊感情の低下を防止する手だてにちがいない。参考までに、現在の日本では、夫婦と子どもからなる世帯は全世帯の三分の一程度でしかないのである。

3　不妊治療と看護職への期待

心への寄りそいと受容

「挙児」を希望して医療機関を訪れると、医師は契約履行のために高度な技術を駆使する。これに対して、看護の役割は「健康問題に対する人間の反応を診断し治療する」ことである。看護実践は、当事者の生育歴や家族環境などにも踏み込み、人間的かかわりを持つことから始まる。その点で医師の視点とは異なっている。

不妊治療中の女性は、精神的なストレスに加えて検査・治療にともなう疼痛や治療結果に対する不安を体験している。二節で紹介した筆者の調査では、不妊治療中の女性が治療を受けることについて

表　不妊治療期間別カウンセリングの目的・内容（Craig,1990）

段階	不妊治療期間	カウンセリングの目的・内容
第１段階	６ヶ月～２年未満	・情報の提供とクライエントの罪悪感，不安，怖れ，怒りなどの気持ちの浄化 ・クライエントの意思決定を円滑にする
第２段階	２～５年未満	・新しい治療についての意思決定を円滑にする ・不妊に関連した心理社会的な問題解決
第３段階	５年以上	・子どものいない状態に適応するための心理社会的問題解決

出典　森恵美「体外受精を受けるクライエントの心理」『看護研究』28(1), 1995年, 27頁，より作成。

相談したり、精神的に支えてくれる人の数は平均三人である。夫、実母、不妊外来で知り合った友人をあげる人が多く、家族のなかでも不妊治療についてはあまり語られていない様子であった。結婚すれば「次は子ども」という思いを自他ともに持っている社会では、不妊はタブーであり、その事についてオープンに語ることがむずかしいのは容易に想像できる。

家族のなかで孤立しがちな不妊女性を支援するためには、後に詳しく説明するが、家族のシステムを再構築することや、新たなサポートシステムを構築していくことが求められる。不妊治療を受けている女性に対する精神的支援の最終目的は、子がいてもいなくても、その人が生き生きとした人生を送ることである。そのためにも、「不妊（治療）」という受け入れが困難な出来事に立ち向かい、それを克服していかなければならない。

森は、クレイグ（Craig）が分析した不妊治療期間におけるカウンセリングの目的と内容を表のように整理し、「不妊期間三年以降になると、早くから適切なカウンセリングが平行して行われていれば、うつ状態、情動的緊張（ストレイン）をある程度予防できる」（森恵美「体外受精を受けるクライエントの心理」『看護研究』二八（二）、一九九五年、二五―三三頁）と述べている。

不妊治療にあたっては、一回、一回の治療クール毎に情報を提供し、置かれている状況を十分理解できるまで説明する必要がある。そして、治療を受けると決断したのであれば、そのことを肯定し、治療に疲れ休養を望むのであれば、それを肯定するなど選択結果を無条件で認める姿勢を堅持することがもっとも重要であろう。相談を受ける場合には、看護職の価値観で対応するのではなく、当事者の価値観に沿う関わりが求められる。治療の成果を共に期待しながら正反対のメッセージ（たとえば、子を持つことが絶対の善ではない、子のない人生も価値ある人生である等）を看護職の意思として、伝えることは厳に慎むべきである。反面で、矛盾するようだが当事者の「子産み」に対する執着を解き放つことも看護職の役割であろう。看護職は常に価値中立でありつづける必要があるため、ジレンマのなかに置かれることになる。そのジレンマを突破していくためには、自己の内面に気づく時まで、当事者の話に徹底的に耳を傾けること、ただ無目的に聞くのではなく、まさに耳を傾けて「聴く」ことが求められるように思う。往々にして不妊は疾患でないと捉えられるため、不妊治療を受ける女性に対して心理的に距離をおいた関わりをする傾向が少なくない。それでは、不妊女性の心のケアを十分に果たすことはできない。「サポートしていく」という基本的態度での関わりが、不妊女性の癒しへとつながっていくのである。

サポートシステム構築の展望

不妊女性に対する支援システムには、政府が国庫補助事業として行なっている「不妊専門相談サービス」の他に、医療機関による電話相談サービス、当事者による自助グループなどがある。最近では、当事者がインターネットにホームページを開設して、さまざまな情報を交換したり、「伝言板」によってストレス解消を図るケースも増えてきている。

筆者が住んでいる香川県にも、不妊女性を中心とする自助グループがある。体外受精で出産したSさん（二九歳）が発起人である。メンバーは口コミで集まった不妊治療後の出産者と不妊治療中の女性十数名で構成されており、一、二カ月に一度の割合で集まっている。活動としては、お茶を飲みながら情報交換をし、おしゃべりを楽しむというのが主な内容である。多くの自助グループでは、妊娠に成功したメンバーは「あちらの世界の人」として排除される傾向があるが、この会は、不妊治療で出産した後も子連れで会に参加して治療中の人との交流をはかっている。治療中の人は赤ちゃんのおしめを替えたり、ミルクを飲ませたり、思いっきり抱かせてもらったりすることで、赤ちゃんの感触を楽しむことができ、治療への意欲を持続できるように機能している。二代目世話人のOさんは「会に参加して励まされ、治療に通うのが楽しくなった。仲間に支えられているので、がんばれる」と話し、「一人でも多くの人が元気になって欲しいから世話役を引き受けた」「会に入ろう、と思えるようになった時が吹っ切れるとき」と真剣である。

慢性疾患、あるいは身体障害のセルフケアを目的にした自助グループの特徴について久保は、第一に、メンバーは共通の問題（スティグマ）を持っている当事者であること、第二に、メンバー同士が対等な立場に立って協力しあう関係にあること、第三に、メンバーには共通の目標（ゴール）があること、第四に、専門家の関与は概して少ないこと、などの特徴をあげている（久保紘章『自立のための援助論――セルフ・ヘルプ・グループに学ぶ――』川島書店、一九八八年、一二三頁）。このような一般的な自助グループと比べると、不妊女性の自助グループを支え、維持していくためには特有の困難があるように思われる。すでに述べた、一から四までのそれぞれの特徴に対応して、考えてみたい。

第一の、社会的なスティグマを持っている点では不妊治療も同じである。しかし、不妊治療中の女性の場合は、「不妊である自己を受け入れる」ところからスタートする必要がある点で、他の自助グループとは異なっている。私たちの社会では、子を望む人と望まない人、望んでもできない場合もあれば、望まないのにできる人など、千差万別である。そのなかで、子が欲しいのにできない人は、結婚生活をしばらく送った後の「異変」として気づくことになり、そこからアイデンティティの確認や修正が求められることになる。

第二の、メンバー同士の協力関係についてであるが、「不妊」は決定しているわけではなく、不妊を克服するために治療中なのである。当然、直面している問題状況が一人ひとり異なっているため、治療によって妊娠が近い人もいれば、そうでない人もいる。グループの仲間が妊娠することは喜びでもあるが、同時に、めでたく妊娠した人に対する嫉妬の感情がわいてこないといったら嘘になるだろう。こうした、会のメンバーがおかれた立場の複雑さが、相互援助の関係を結びにくくしているという状況がある。

第三に、メンバーが共通のゴールを持っていることでは確かに共通しているものの、不妊治療中の女性にとって、「子をもつ」というゴールへの到達に当事者の努力が必ずしも反映するわけではなく、治療の最終結果は、医師にも予測できない「見通しのつかない」治療である。そのことは、グループとしてのまとまりを困難にさせている。

そして第四に、専門家の関与についてである。一般的に、専門家の関与は少ない方がグループとしての連帯感が強くなると言われている。しかし、不妊治療中の女性による自助グループの目的は、「今、体験しつつある不妊である自分」を受容することであるが、受容できない人はグループに加わろうとしない、という状況がある。また、当事者だけのグループでは妊娠することだけが目的になり、「不妊である自分」を直視したり、治療との距離をとりにくくさせることになりやすい。

以上のような困難を超えてグループを支援するためには、医学的な専門知識を持ち、さらに不妊治療に直接関わりを持っている看護職の力が必要である。看護職がどれくらい不妊治療を受けている女性の「心の地図」に近づき、彼女たちにとっての「重要な他者」となりえるかどうかが問われている。

関わりをもつ看護職自身が、当事者が体験しつつある不妊治療を「その人にとって意味のある必然的な行動」として受け入れることができ、さらに相手をありのままに受け取ることが求められているのではないかというのが、筆者の主張である。

おわりに

ともすれば看護職は、当事者の熱心な治療への取り組みにブレーキをかけようとし、治療を断念しようとする場合にはもっと続けるようにと励ます傾向がある。教師が受験勉強に熱心な生徒に遊べと言い、遊びを始めるともっと勉強しないとだめだろうというのに似ている。

看護職は病者を対象にケアを実践することが大半を占めている。そのため「不妊」という病気ではない人々の心理・社会的側面の看護問題に思いをはせることは、必ずしも容易ではない。看護部の内部事情から、外来配置の看護者は産後休暇を終わった育児真っ最中の看護職が多いことも、治療を受ける女性にとっては「まぶしい存在」である。看護職自身が気づかないままに、心理的に距離をとった対応をしていないか、振り返ってみる必要があるように思う。また、不妊治療によって生まれた「貴重児」に対する家族の関わりや母親役割への過度の集中は、母子関係をゆがめることになりやすい。自分が苦労して作った作品という意識から、期待どおりの子でなかった場合の失望感や罪意識も否定できないであろう。治療によって子が生まれた場合も、それで終わりということではない。子の成長に歩調を合わせて、母親としても成長していくことができるようなケアが必要であり、そのことも看護職に求められている新しい課題ではないだろうか。

●――参考文献

江原由美子編『生殖技術とジェンダー フェミニズムの主張3』勁草書房、一九九六年
柘植あづみ『文化としての生殖技術』松籟社、一九九九年
大日向雅美『母性は女の勲章ですか?』産経新聞生活情報センター、一九九二年
家田庄子『産めない女に価値はない?』扶桑社、一九九九年
R・クライン編、フィンレージの会訳『不妊――いま何が行なわれているのか――』晶文社、一九九一年
金城清子『生殖革命と人権――産むことに自由はあるのか――』中央公論社(新書)、一九九六年
新村拓『出産と生殖観の歴史』法政大学出版局、一九九六年
落合恵美子『二一世紀家族へ(新版)』有斐閣、一九九六年
E・バダンテール、鈴木晶訳『母性という神話』筑摩書房、一九九一年
山村賢明『日本人と母』東洋館出版、一九七一年

第10章 重度障害児の家族援助

短期入所制度への期待

舟越和代

はじめに

今日のわが国では、在宅福祉施策の充実が重要な課題となっている。それは高齢者の介護のみならず、身体障害児福祉の分野においても同様である。従来の福祉施策は、施設への入所措置が中心であったが、障害を持つ人も持たない人も共に暮らせる社会づくりという観点からは、障害児も可能な限り在宅で、あるいは住み慣れた地域で生活できることが望ましいにちがいない。しかし、家族が小規模化し、さらに家族成員の個別化が進展している昨今においては、その家族機能の脆弱化には一層拍車がかかっている。そのために家族の福祉的機能も著しく衰退しており、障害児を日々介護している親・家族にとってこの問題は深刻である。もはや家族にのみ依存することはできず、家族を支える社会的サポートのネットワークづくりが求められているといっても過言ではないだろう。

このような状況のなか、重度障害児の家庭支援サービスとして取り組んでいる制度の一つとして短期入所がある。短期入所とは、親の負担を軽減するために重度障害児を一時的に預かる制度である。筆者がかつて勤務していた肢体不自由児施設でも、重度棟で短期入所に取り組んできた。特に平成六（一九九四）年頃からの、利用者の延びは著しいものがある。入所理由も、家族の病気等で障害児の養育が困難といった突然の困ったできごとではなく、障害児のきょうだいの学校行事に参加するためなど、日常的なできごとで利用するケースが増えてきたという印象がある。それまでは、親から離れて施設に入所し、そこを拠点として学校教育を受け、整形外科的な治療や、理学療法、作業療法、言語療法等の訓練を受ける子どもが中心であった。短期入所は、緊急時もしくは、入所児が定員いっぱいで入所枠がないときの善後策として利用されるという程度であった。しかし、家庭での生活が主で、ときどき、リフレッシュの為に施設を利用するというように、確実に障害児とその家族の意識は変わってきたと感じさせるものがあった。しかし、利用者が増えてきたといっても、入所児のケアが主体だった施設で、他の業務を期待する家族が増えてきたとき、すぐにそれに対応するのは困難で、むしろ、施設の職員間では、困惑を隠せない状況もあった。

そこで、短期入所制度のあり方に関する勉強会を進めるとともに、なぜ、障害児とその家族が短期入所を利用しようとするのか、具体的に何を望んでいるのかを明確にし、短期入所を利用する家族や子どもへの価値ある処遇が可能となるようにという思いから、家族に対する意識調査を実施した。本章では、調査結果をふまえて、障害児の家族援助、ひいては、家族の機能をサポートする援助とは何かを考えていきたい。

1 地域福祉と短期入所制度

日本の社会福祉は一九九〇年の社会福祉関係八法改正により「市町村における在宅福祉サービスを軸にした地域福祉の計画的実施の時代」にはいったといわれる。社会福祉政策においては「社会福祉」から、「在宅福祉」や「地域福祉」への移行、すなわち要援護者を福祉施設に収容してサービスを提供する方式から、誰もが住み慣れた家庭・地域社会に住み続けられるようサービスを提供する方式への移行がすすめられている。

住み慣れた家庭・地域社会で生活が続けられるよう、サービスの提供を受けられることは、本来誰もが望んでいることである。ところで、子どもにとって住み慣れた家庭・地域社会とはどういうものであろうか。私自身のことを考えると、たとえば家や、家の周囲の遊び空間、学校、学校へ通った道、また、親きょうだい、近所の人たち、近くに住む親戚の人たち、というように育った生活環境そのものである。もちろん、重度の障害児は健常の子どものように地域とかかわる機会は少ない。しかし、親子が一つの家庭のなかで過ごしながら、その家庭が地域に開かれていることは大切なことである。また、障害を持っている子どもが親から引き離されることなく、親子関係を継続していくためには、家庭・地域社会を生活の舞台としていく以外になく、それは親としても望むところであろう。

大橋は、在宅福祉サービスには、「居住空間サービス」「家政サービス」「自己実現サービス」「保健サービス」「経済援助」の五つのサービスがあると述べている。そして、短期入所の制度である緊急一時保護が位置しているのは、家政サービスである。さらに大橋は続けて、家政サービスは在宅福祉サービスのなかで最も中核となるべきサービスであり、入所型社会福祉施設の栄養的サービスと身辺自立的援助とを包含したものであるという（大橋謙作『地域福祉論』放送大学教育振興会、一九九五年、三八―四二頁）。ここで身辺自立的援助とは、基本的な生活、具体的には食事、排泄、衣服の着脱、洗面、入浴等の行動を、利用者が支援を受けつつも自分の手で行なうことを意味している。また、このサービスのなかには在宅介護者への精神的・時間的・物理的援助も含まれている。では、保健サービスという点ではどうか。重度の障害児の場合、てんかん等何らかの合併症で常に服薬管理が必要な場合が多い。また、食事も経管栄養が必要であったり、在宅での呼吸管理が必要な子どももいる。在宅でその子の医療処置に熟練した者が介護する場合はよいが、誰かにその介護をしてもらわねばならなくなったとき、やはり、安心して預けられるのは、看護婦がスタッフとして常時いる施設ということになるだろう。

自己実現サービスという点ではどうか。緊急一時保護という性格上、保護を必要と感じているのは、介護される側、つまり子どもではなく保護者であり、たいていの場合、子どもの意思は考慮されない。むしろ、在宅介護者への精神的・時間的・物理的援助が保障されることで、子どもと関わり、成長を見守りたいという保護者の自己実現につながる。一方、何の前触れもなく突然住み慣れた空間（家）を離れざるを得ない子どもはどうなるのかという問題も、考慮される必要がある。しかし、家族にとって子どもの世話を他の人にゆだねるのは実はよくあることであり、子どもが何を希望するかではなく、そこから子どもが何を学び、成長していくかという視点の方が大切なのではないか。重度の障害児を預かった施設側が、その子どもを愛し精一杯世話をすることで、預けられた経験が快いものとして記憶に残れば、家族以外の新しい人間関係を築くことにもつながり、その子にとっての自己実現につながる可能性がある。そう考えれば、結局は施設側の受け入れ体制にかかってくることであり、施設の職員、とりわけそこで働く看護婦の課題でもある。行政的には経済的な援助ももちろん必要である。利用料が高額では利用したくてもできない者もあるだろう。

このように考えてくると、短期入所は、従来の施設に収容するという福祉サービスではなく、在宅や地域福祉の中の一つとして確実に位置しており、また、その内容は家政サービスにとどまらず、保健サービスや、自己実現、経済的な援助まで含んでいると考えることができる。

2　短期入所制度の利用と保護者の期待

障害児とその家族の在宅支援制度の一つである心身障害児（者）施設地域療育事業（短期入所）は、筆者の在住する香川県においては、一九七五（昭和五〇）年から開始された。一九九〇（平成二）年からは、児童居宅介護等事業の法定化に伴い、次第に在宅福祉サービスが強化されてきた。一九九四（平成六）年には療育手帳B程度、身障手帳三級程度、つまり、中軽度の障害児も施設を利用することが可能となり、障害児を抱えて生活している家族にとってはより利用しやすい制度になってきた。

香川県内にはこれに関連する施設は四カ所あり、このうち、肢体不自由を伴う障害児が利用できるのは二カ所である。表1は、香川県内の平成四年から一〇年までの短期入所利用者の推移を表している。利用人数をみると年々増加傾向にあることがわかる。また、身体障害を伴う子どもの場合、肢体不自由児施設（以下S施設と呼ぶ）を利用する者が多い。そこで、S施設重度棟の平成元年から平成八年までの八年間の短期入所の利用状況を入退所名簿からまとめてみた。その結果、預ける理由をみると、平成三年までは、家族の病気といった突然の出来事が主な理由であったのに対し、平成四年以降は日常の生活のなかでの通常の出来事（たとえば、きょうだいの学校行事など）も理由となり、平成六年以降は旅行等の休養も理由として表面に出てきたことがわかる。入所理由は多様化してきており、短期入所を利用している障害児とその家族にとっては、普段の生活の一部となってきているよう

表１　短期入所利用者の推移（香川県）

年度	利用人員	延日数	事由			
			保護者の疾病	親族の疾病	冠婚葬祭	その他
4	48人	237日	7人	4人	15人	22人
5	66	288	11	8	17	30
6	109	386	25	14	20	50
7	224	633	16	29	22	156
8	339	992	29	25	27	258
9	343	1074	30	40	21	252
10	352	1071	22	16	43	271

出典　香川県児童相談所・香川県精神薄弱者更正相談所編「事業概要」平成８～10年度より。

である。また、利用人数と延日数から判断すると、預ける期間は逆に、短期化していることがわかる。

一方、預かる側からすると、家族が望むような処遇ができているのか、保護者はどのような対応を求めているのか、という疑問が出てきた。そこで、短期入所を利用している家族の意識調査を実施してみることになった。調査期間は平成八年九月から一〇月にかけてである。調査対象は平成元年以降、S施設で短期入所を利用した経験のある五七家族中、調査時、子どもが一八歳未満で在宅で生活しており、連絡先が確認できた三五家族とした。あらかじめ電話もしくは面接で対象者に調査の目的を説明し、了承を得た後、郵送法もしくは手渡しによる留め置き調査（自記式アンケート）を実施した。記述者については、三五家族すべて、主たる介護者が母親であったため、母親に依頼した。調査は無記名とし、郵送回収を行なった。三五名中二八名の回答があり、回収率は八〇％であった。

回答者のプロフィールをみると、年齢は「三五～三九歳」がもっとも多く一四人、次いで「三〇～三四歳」と「四〇～四四歳」が六人ずついた。核家族で母親が専業主婦であるというのは二二ケースであり、全体の約八割であった。これは一般の数値に比較してかなり高く、子どもの介護が求められるので働くことが困難な様子が理解できよう。子どもが障害児だけという家族は三事例だけで、残りは他にきょうだいを抱えていた。子どもの疾患は「脳性麻痺」が二六人と圧倒的に多く、身障手帳一種一級と療育手帳Ⓐもしくは A をもつ最重度の障害児が一七人いた。短期入所のことを知った時期については、「就学前」が一三人で一番多く、次は「就学後」の九人であった。制度をどのような方法で知ったのかをみると、「施設の母子入所や通園施設を利用して」という人が一〇人、次いで「学校関係の知人」が七人であり、「友人」「公共機関」はそれぞれ五人であった。

表2は短期入所について、その利点や要望を中心に自由に記述してもらった結果を整理したものである。短期入所を利用する利点は、「安心して用事ができる」「母子分離も含めた子どもの成長発達」「きょうだいや他の家族員の負担軽減」「親のリフレッシュ」という四項目に分けられた。また、短期入所で親が不安となるのは、「眠れているか」「食事を摂れているか」「泣いてないか」「排泄はうまくできているか」といった、子どもの基本的生活面での不安、「けいれんはおきていないか」「病気になっていないか」といった健康状態の不安、「子どもが他の子に迷惑をかけないか」といった集団生活への不安、そして、看護婦の接し方についての不安、と大きく四項目に分けられた。困っていること、改善して欲しいことでは、入所時の処遇一般（洗濯・食事・入浴等）と送迎、担当看護婦との面接、

表2　短期入所についての自由回答　n=28（複数回答あり）

質問事項	回答内容	人数
短期入所の利点	安心して用事ができる	10
	子どもの成長発達	7
	他の家族員の負担軽減	7
	親のリフレッシュ	4
利用時の不安	生活に関すること	
	睡眠	11
	食事	7
	排泄	1
	泣く	6
	健康面	3
	看護婦の接し方	5
	他の障害児への影響	3
困っていることや改善して欲しいこと	入所時の処遇に関すること	
	洗濯	7
	食事	4
	入浴	2
	その他	6
	利用前の看護婦との面接	3
	送迎	3
	年齢制限	4
看護婦への希望	子どもへの接し方	10
	入所中の子どもの様子を知りたい	3

制度的な問題として利用するにあたっての年齢制限（一八歳以下）の撤廃が指摘された。看護婦に望むことは、子どもとどのように接しているのか、親がいない時に子どもがどのように生活しているのか、その様子を知りたいというものだった。

先にも述べたように、子どもを預ける親として不安に思うことは「泣いていないか」「夜眠ったか」「食事を食べたか」というように、生活の基本的なことであった。重度障害児の場合、生命を維持するための食べるという行為すら他人の手を介さなくては困難なことが多い。咀嚼や嚥下困難を伴う障害がある子どもだと、個々の特殊な技術も必要になってくる。薬の飲ませ方ひとつをとっても個人によってさまざまである。施設で過ごす期間、たとえ短時間であっても、常に側で介護している親にしてみれば当然の思いであろう。その点で、看護婦には個々の子どもにあった生活パターンを知り、食事や排泄、睡眠等を援助することが要求されている。また、親は、子どもへの声かけや遊び（本読み、歌、散歩等）での関わりを望んでいる。「忙しいとは思うが誰か一人は子どもの側にいるようにしてほしい」「特に週末は子どもの数に比べて看護婦さんの人数が少ないように思う」と回答した人もいる。入所中の様子については「どんなふうに一日を過ごしたのか詳しく教えてくれる看護婦さんはありがたい」とも書いている。現状では、措置入所児のケアをしながら、短期の入所児も預かるということで必ずしも十分な関わりができていないことを、親も気づいているように思われた。親が安心して子どもを預けられるように、職員の配置を考えたり、入所中の様子はどのスタッフが担当になっても、迎えに来た親に報告できるようなシステムにしていく必要がある。

一方、子どもを施設に預けることで、親は子どもの微妙な変化に気づき、家族以外の人と関わりが持てたことを「子どもの成長」と感じていることもわかった。具体的な記述内容を引用すると、「家族としか生活したことのなかった子どもが、家族と違う人たちと生活したことで家族と他人の区別がはっきりした」「短期入所を利用することで、私自身子離れができ、本人も家族以外の人たちと生活することができる、食事ができる等成長した」というような事例である。また、これらの記述のなかには、「子離れ」という親自身の発達が含まれていることもわかった。障害児の親のなかには、わが子を障害児にしてしまったという罪の意識を持つことが少なくなく、そのことが子どもへの溺愛へと結びつき、母子癒着といわれる現象を惹起する場合がある。親子間にいい意味での距離が築かれることは、お互いの「自立」にとってプラスとなるにちがいない。

以上の調査結果から、施設の看護婦は子どもの成長を導くような関わり方を心がけ、また、保護者とともに子どもの成長発達を支え、それを喜びあえるような関係を築いていくことが期待されているといえよう。

3　家族機能を支援する短期入所制度

子どもは家族のなかに生まれ、家族を基盤として成長する。しかし、家族は常に暖かい愛に満ちているとは限らず、家族間の憎しみや冷淡、子育ての放棄といった悲しい現実もある。一方、重度の障害児とともに歩む生活のなかで、生きる目的を見つけ、愛情に満ちた家庭を築いている人もいる。どの時代にも家族はいろいろな姿を見せてくれるし、同じ時代、同じ社会であっても、危機的な家族と絆の強い家族があり、また一つの家族にも、その生活史のなかで危機に陥る時期と、結束する時期がある。

全体としてみれば、時代の流れに対応しながら、家族のあり方も大きく変貌している。一世帯当たりの家族数は減少し、かつて平均世帯人員は五名であったものが、近年は三名をきる（一九九八年六月調査は二・八一人）までに縮小し、しかも、いわゆる夫婦と未婚の子から成る核家族ではなく一人暮らしや二人暮らしが増えている。一九五五年には全世帯の一〇・八％だった単独世帯は一九九〇年には二〇・一％を占めるようになり、一九九八年の調査では二三・九％まで増えた（厚生統計協会編『国民衛生の動向』一九九九年、三八頁）。この単独世帯は、若い独身者だけではなく、六五歳以上の高齢者の単独世帯も増加している。同様に二人世帯も一九六五年に一割にも満たなかったのが一九九〇年には二割を超えている。反対に五人以上の世帯は一九五五年には五割を超えていたのが、一九九〇年には二割弱に激減した。また、一九七〇年代半ばから継続している子どもの出生率の低下はすでに二〇年以上を経過し、一九九七年の合計特殊出生率は一・三九人になっている（厚生統計協会編、前掲書、四二頁）。船橋は世帯規模の縮小の原因として、夫婦が生む子どもが減ったこと、一人暮らしや二人暮らしが増えたこと等をあげ、それらを詳しく分析することで、世帯規模の縮小の原因は、少産化、一人暮らしの増加、核家族化だけではなく、もっと多様化していると述べている（船橋惠子「ゆらぐ家族」『助産婦雑誌』四九巻一号、一九九五年、一一—一二頁）。その結果、現代の家族は福祉的機能が著しく弱体化しており、ひとたび構成員が病気になれば、いともたやすく日常生活の危機に陥るという側面を有している。塩原は、現在の家族がかかえている現状をふまえて、以下のように述べている。

合計特殊出生率の減少・個人の長寿化・社会の高齢化といった変化は、たちまち核家族を直撃する（中略）ごく少数の子どもが長期化する老親扶養期間を担わねばならない。また、交流し助けあえる親族の範囲は縮小し、さらに女性の社会進出によって共働き世帯は増加している。以上のような情勢を考えると、老親扶養・介護を含めて家族問題は家族の内部だけで解決のつくような問題でないことは明白である。それは、家族、親族、近隣、共同体といった強連結の閉鎖的集団の内部問題ではないのである。したがって、いまや部分的には強連結を保存しつつも、公的・行政的ならびに私的・自発的な目標志向的ネットワークの毛糸玉を創り出し弱連結の強さを活かして広くサービス資源を動員するという課題が出てくる（石川実・大村英昭・塩原勉『ターミナル家族』NTT出版、一九九三年、一六〇—一頁）。

家族の基盤が脆弱化し、成員間のつながりが弱くなってきたことを背景に、家族以外の人々やさまざまな機関とのつながりを浅く広く、しかも積極的に利用していこうという考えが出現してくるのは、ある意味で必然である。短期入所という制度も、こうした発想の一つに位置づけることができる。公的・行政的ならびに私的・自発的な目標志向的ネットワークの一つと考え、それを生活の一部として定期的に利用していこうというのである。

ところで、ネットワークとは何か。この言葉はボランティア活動、企業組織、新しい人間関係など多様な場面で使われているが、基本にあるのは今日の新しい社会的相互作用や人々の集りの特徴を言い表すために用いられている点である。地域社会に目を転じてみると、近代化のなかで、衰退するであろうとみられていたコミュニティが、実は装いを新たにして機能を発揮しつづけている。そうした背後に、住民たちによる多様なネットワークの存在を忘れることができない。再び塩原の言葉をかりよう。

七〇年前後から先進諸国で実施された、一連の都市調査を通じて明らかになってきたことは、人々の知り合いネットワークが日常生活を支えていることであった。人々は親密な助け合いの連鎖を作り出し、家族・親族のつながりというよりは、むしろ友人感覚で結合するネットワークが広がっていること、そしてそれらは近隣という身近な地縁集団の外部へ延びていることが明らかになった。このように拡大する選択縁のネットワークは「知り合いコミュニティ」と呼ばれ（中略）地縁性から解き放たれた個人的な知り合いの自生的ネットワーク、および目標志向的ネットワークのからまり・多重構成が、広域の地域に形成されている（石川実・大村英昭・塩原勉、前掲書、一六二―四頁）。

二節で述べたように、短期入所を利用している家族はそのほとんどが核家族であった。しかも、多くの母親は仕事を持っていない。子どもの介護役割のほとんどを担っているからである。当然のことではあるが、病気等で子どもの介護ができなくなれば、家族外の誰かに頼らざるを得なくなる。日本は比較的親族ネットワークが盛んという指摘もあるが、障害が重度であればあるほど、介護を依頼するのは困難で、結局施設に依存するということになる。しかし、頼るところが施設の短期入所だけでは、手のかかる子どもの介護に向けて、十分とはいえないであろう。それを補っているのが、親が独自に形成しているネットワークである。たとえば、短期入所を利用する親たちが、困っていることとして、入所中の洗濯物の交換をあげていたが、この解決策として、養護学校を通じて知り合った他の子どもの母親が自ら名乗り出て洗濯物を取りに来ることがあった。また、学校の送り迎えも学校の教員や他の親が協力するというように、日頃の助け合いを発見することもよくあった。これはいわゆる「知り合いの自生的ネットワーク」、および「目標志向的ネットワーク」である。ただ、自前でネットワークを組むことが容易でない人もたくさん存在している。国、地方公共団体の政策として、施設を利用者の要望に近いものにしていく努力は必要である。施設も現代の家族が生き抜いていくための地縁を超えたネットワークに組み込まれたものであることをもっと積極的に考えていくべきであろう。

施設は地域のなかでの重要な社会資源である。今日、家族を支え、地域を支えるネットワークシステムの一つとして位置づけ、理解していく必要がある。そうすることが、障害児を社会全体として受け入れていくための体制づくりにつながっていくと思うのである。

4 短期入所と看護婦の役割

北島は「障害児の看護は、生きることが闘いである子どもの生活の援助で、一般看護の原点にあるものである」と述べている（北島靖子「心身障害」『小児看護』一七—四、一九九四年、四九八頁）。私も常々、重度の障害児と関わっていて、子どもの健康と生活を守り育てるという仕事のなかに看護の原点をみたように思う。それは、食事や排泄や清潔の援助であったり、遊びでの関わりであったり、生活の環境を整える援助であったりと、基本的にはその繰り返しである。もちろん対象は重度障害をもつ子どもなので、いわゆる通常の子育ての方法とは異なる。たとえば、排泄の自立への関わりといっても、使用するトイレがお座敷トイレや柵付きだったりする。障害によっては自己導尿の練習をとりいれたりして、それぞれの子にあった援助が必要とされる。遊びへの関わりにしても、個々の発達レベルに合った刺激を与えていく必要がある。

また、障害児は生命の安全域が狭く、症状の悪化が生命の危機に直結しやすい。けいれん時の呼吸管理など、生命保持のための看護は重要である。感染に対する抵抗力は極度に低く、わずかなことで命を失うことにもなりかねない。日常の看護ケアのなかでの小さな変化を見逃さない観察、それと繰り返される生活面への看護ケアを確実に実践することが強く求められる。さらに、重度障害があっても、その子なりに個性があり、成長発達を続けている存在であることも忘れてはならない。

短期入所を利用する子どもは、障害はあっても、病気治療や訓練が目的ではない。しかし、援助を必要としている存在であることも事実である。療育の概念から考えてみても、施設だけが療育の場ではない。保護者主導で介護を行なうことの重要性を指摘されている今日、入所施設のあり方も変わっていくべきであろう。

マーガレット・ミードは「看護という使命ある職業ができる前にも必要であった社会的機能についてお話しします」という書き出しから始まって、出産の話を例にとりあげながら、未開社会に必要不可欠の社会的機能である原初の看護があったことを述べている（M・ミード「看護――原初の姿と現代の姿」『看護学翻訳論文集一（新版）――看護の本質』現代社、一九九八年、一一一〇頁）。そして、近代以降、看護は職業として社会的仕組みのなかに存在するようになった。健康を維持できなくなった人、また必ずしも健康を害しているとはいえない妊産婦も多くは病院へ行き、病院で看護を受ける。「生・病・死」は病院という施設のなかの出来事でしかなくなっていった。しかし、高齢化社会を迎えた現代、人の死は必ずしも、施設だけで支えるものではなく、看護もまた病院だけではなく、在宅における看護の重要性が叫ばれるようになってきた。訪問看護ステーションもでき、まだ十分とはいえないが、地域社会のなかで確実に看護婦が動きだしている。重度の障害児も、たとえば人工呼吸や経管栄養が必要な状態でも、家庭で介護を受け、家族や地域の人たちと共に生活する時代である。

重度の障害児に用いられる人工呼吸器や経管栄養の管理は病院で医師や看護婦が行なうと医療行為だが、在宅で家族が行なうと、それは生活行為であるという見解もすでにでてきている。どちらにしろ、障害児が生きていくうえで必要な行為であれば、それはその子にとって生活の一部となるわけだから、医療機関であると否とにかかわらず、生活を支援するための看護婦の役割は少なくない。

前述の調査において、母親は、利用時の不安として、食事や排泄や睡眠などの基本的な生活に関すること、健康面のこと、看護婦の子どもへの接し方をあげていた。これらは、子どもが安心して生活できるようにという親の思いであり、逆に看護婦に一番期待していることでもある。短期での入所であっても、看護の基本は同じであり、子どもと向き合って共に生活するという感覚で看護していく姿勢が大切である。また、施設での様子を親に伝えることで、親は安心する。看護婦は交代勤務ゆえに、二四時間子どもをみているといいながら、実はチームでみているのであり、看護婦一人ひとりは、たとえ受け持ちでもほとんど関われないこともある。思わぬ親との行き違いも生じやすい。実は調査した施設では、その後、親からの声を生かして入所中の様子を記録して親に渡すという方法を取り入れるようになった。前向きの取り組みと評価したい。

一方、二節で述べた調査とほぼ同時期に、施設で働く看護婦は短期入所についてどのように考えているのかについてインタビュー調査を実施したが、あまりに短期間すぎて、じっくり関われないことに不満を感じていた。これは、もっといい看護をしたいという気持ちの現れでもある。ある看護婦は、「短期入所担当のスタッフを別にして、入所がない時は、訪問看護をしたい」とも言っていた。在宅での看護の重要性が叫ばれている現在、そのような制度ができることは望ましいにちがいない。地域のなかの施設として、障害児とその家族が何を望んでいるかを考えながら施設も新しい企画を行ない、時代の要請に対応した事業を展開していくべきである。

短期入所は、「障害児も普通の生活を」というノーマライゼーションの理念のもと、その子の家庭生活や家族の機能をサポートするうえで重要な役割を担っている。入所の場合、子どもにとって施設が家庭であり、親は週末に会うだけの人になりがちである。しかし、生活の基本が家庭にある短期入所は、子どもに重度の障害があっても、少しだけ余裕を持ちながらの子育てが可能になる制度であり、母子分離という子どもと母親の精神的発達にもつながる。

障害児にとって、看護婦は育っていく過程でのほんのひとときの出会いかもしれない。しかし、本来親が守ってやるべき幼い日々を、障害があるから、訓練があるからとずっと施設で過ごさせるよりも、常に親の目が届くところで、親が主体になって守ってやれたら、その子にとってはそれが一番であろう。必ず帰るところがあって、ひとときだけ、他の人に世話をしてもらうということは、決してその子が育つうえでマイナスではない。看護婦としての関わり方については、看護の基本姿勢を貫くことで十分であろう。自分がどうこうしようと気負うのではなく、親と一緒にその子の成長発達を手助けし、見守る役割に徹したい。そして、一人ひとりの子どもと長く付き合っていけるシステムができれば、それが望ましいと思う。

おわりに

施設に入所しての療育が主流だった時代は終わろうとしている。筆者が施設で働き始めたのは一九八〇年代の半ばである。その頃は、施設で育った障害をもった子どもたちが一八歳になって、今度は家族とともに生活したらいいのではと思っても、受け入れるべき両親は老いて、きょうだいもそれぞれの家庭を持ち、成長した障害児との生活は難しいという状況があった。通常なら親元を巣立っていくべき年代になって、親に返そうというのだから無理からぬことと思った経験がある。それでは、どうしたらいいのか。養護の必要な子どもであれば、施設がその子にとって一番の家庭であり、幼い日々を施設の職員とともに過ごすのが最善の方法かもしれない。しかし、家族や家庭があるにもかかわらず、入所させて訓練するのが一番いいという考えそのものが間違っているのではないか、もっと自然な援助の方法があるのではないかと思っていた。障害をもっている、いないにかかわらず、子どもが親元を離れて、長期入院や入所することがけっしていいはずはない。

時代とともに、障害児とその家族は自分たちにとってよりよい生活を模索し、行動に移してきている。看護婦をはじめとする施設の職員はその流れに乗り遅れないように、常に利用者の気持ちに耳を傾けていくべきであろう。

●——参考文献

小島蓉子・奥野英子『新・社会リハビリテーション』誠信書房、一九九五年
村井潤一・小山正共『障害児発達学の基礎——障害児の発達と教育』培風館、一九九五年
糸賀一雄『福祉の思想』日本放送出版協会、一九六八年
大野智也『障害者は、いま』岩波書店、一九八八年
下田巧監修『肢体不自由・病弱教育』教育出版、一九九六年
野々山久也編『家族福祉の視点』ミネルヴァ書房、一九九六年
大橋謙作『地域福祉論』放送大学教育振興会、一九九五年
武田淳子「子どもの成長発達と看護」『小児看護』一七—四、一九九四年
定藤丈弘・佐藤久夫・北野誠一編『現代の障害者福祉』有斐閣、一九九六年
大川嗣雄・陣内一保編『子どものリハビリテーション』医学書院、一九九一年
森秀子「障害児をもつ家族のケア」『小児看護』一六—四、一九九三年
北島靖子「心身障害」『小児看護』一七—四、一九九四年
田澤あけみ『障害児福祉・家族援助のあり方』一橋出版、一九九六年

上田敏『リハビリテーションを考える』青木書店、一九九六年
目黒依子『個人化する家族』勁草書房、一九九三年
山田昌弘『近代家族のゆくえ』新曜社、一九九六年
平野千秋ほか「重症心身障害児の生活支援と訪問看護ステーションの役割」『小児看護』一九―一、一九九六年
岡澄子ほか「ハンディキャップを持つ子どもの療育システムづくり」『保健婦雑誌』五三―三、一九九七年
松本正子ほか「ハンディキャップ児を支えるネットワークづくり」『保健婦雑誌』五三―三、一九九七年
石川実・大村英昭・塩原勉『ターミナル家族』NTT出版、一九九三年
森秀子「心身に障害のある乳幼児を育てる家族のニーズと支援システム」『看護研究』二七―二・三、一九九四年
M・ミード、稲田八重子訳「看護――原初の姿と現代の姿」『看護学翻訳論文集一（新版）看護の本質』現代社、一九九八年

第11章

癒しの場としての家族

個別化する家族を越えて

時岡晴美

1　いま「家族」に求められているもの

近年実施された数々の意識調査等をみると、わが国においては「家族」がますます重要視されていることがうかがえる。たとえば、「国民性の研究　第一〇回全国調査」(統計数理研究所、一九九九年)では、「あなたにとって一番大切と思うものはなんですか。一つだけあげてください」との質問に、「家族」と答えた人が四〇%と第一位を占めている。これは、第二位の「生命・健康・自分」二一%を大きく上回っており、しかも一九九〇年代に入ってますます増加していることがわかる。

しかし一方で、現実の家族関係においては、葛藤や病理的現象が深刻化していることを予想させるデータも数多い。たとえば、親が子どもに暴行を加えたり、食事を与えないなどといった児童虐待は近年急増しているといわれており、警察庁によると、一九九九年の一年間に摘発された児童虐待事件は全国で一二〇件にのぼり、死亡者は四五人にのぼっている。問題の性質上、表面化しないケースが多いため、実際にはさらに相当件数の被害があるものと想定される。また、少年事件や青年事件における家庭環境の取り上げられかたをみると、たとえば事件発生後のマスコミ報道で必ずといっていいほど、当事者の育った家族や親族・家庭環境などが取り上げられる傾向にあり、家族や家庭環境が非常に重視されているように思われる。これらは何を意味するのであろうか。

人類が誕生して以来、家族のない時代や社会は存在しないといわれている。人間にとって、本来「家族」は安らぎの場であり、すべての人間を迎え入れて温かく包んでくれるものである。現実の家族関係においては、さまざまな葛藤や軋轢が存在することも事実であるが、家族との生活は、実社会のなかで喪失した人間性を回復させるものであり、家族は人間にとってもっとも身近な癒しの場である。

では、「家族」とはどのような集団をいうのだろうか。血縁関係にある人々、同居している人々、扶養・被扶養関係にある人々などをさすのだろうか。単身赴任のお父さんや一人暮らしをしている学生などは含まれないのだろうか。あらためて問われると、家族の定義は非常に難しいことがわかる。

社会学や人類学など、家族に関する研究を行なっている学問諸領域では、それぞれ家族について定義づけがなされているが、非常に多様であり、現在のところ、領域を越えた統一見解は得られていない。そこで、これらの多様な定義をふまえてもっとも包括的にとらえると、「家族とは、婚姻、血縁、養子縁組によって結ばれた夫婦、親子、きょうだい等からなる社会集団であり、心的特徴として構成員相互に同一家族意識が存在する」（水野悌一・富田守編『講座人間生活学（一）人間と生活』垣内出版、一九八八年、一六七―七〇頁）との定義づけができよう。しかし、このように定義しても相当あいまいな部分を含んでおり、当事者以外には明確化できないため、外からは家族を規定できないことになる。また、その機能という側面から考えても、それぞれの社会や歴史的段階によって大きく異なるので、家族だけが専有している機能を指摘することは難しい。このように、定義づけをすることも、専有する機能を指摘することも難しい集団を、私たちは癒しの場として非常に重視しているのである。

近年、わが国においては介護の面でも家族への期待が大きい。図1は高齢者の生活と意識の国際比較調査の結果を示しているが、病気で一ヵ月ぐらい寝込むようになったと仮定したときに世話をしてくれると思う人として、配偶者や子どもを挙げる割合が高い。また、中高年夫妻を対象にした調査においても、寝たきりになったときの介護では、施設介護志向（夫四七・三％、妻四九・一％）が第一位に挙げられるものの、家族介護志向（夫三三・二％、妻三〇・一％）もかなり多くみられる（安達正嗣『高齢期家族の社会学』世界思想社、一九九九年）。家族による介護や看護は、職業的・専門的サービスと比較すると知識・技術水準の面では当然劣るだろうが、家族に依れば格別な心地よさや安らぎが得られるとの期待が、このような結果を導いているのである。

図1　高齢者が介護を希望する対象

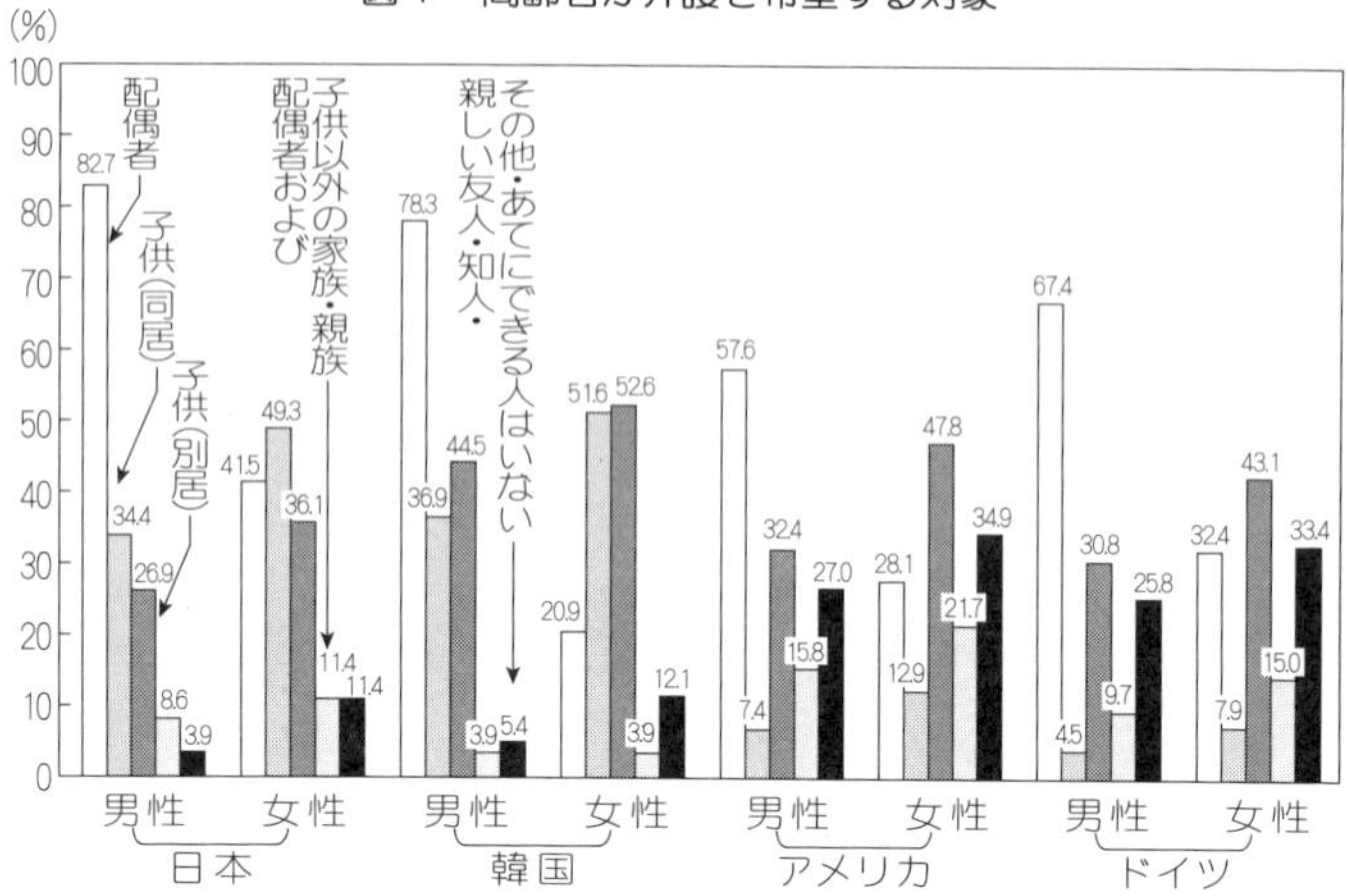

備考　（1）総務庁「高齢者の生活と意識　第4回国際比較調査結果報告書」（1996年）により作成。（2）「もし仮にあなたが病気で1カ月くらい寝込むようになったとしたら、どなたがあなたのお世話をしてくれると思いますか。次の中であてにできると思う人をいくつでもあげてください。（複数回答）」という問の回答割合。（3）回答者は各国とも60歳以上の男女、日本は1,183人，アメリカは998人，韓国は1,004人，ドイツは1,000人。

しかし、現在、実際に住居と生計を同一にしている集団（すなわち世帯）の家族構成をみると、息子夫婦や娘夫妻と同居している直系家族世帯はすでに一七・二%までに減少している。また、核家族のなかでも親子関係を含む世帯は減少傾向にあり、かわって単独世帯が二三・一%まで急増している（表1参照）。すなわち、現実の生活形態としては、配偶者、子どもやその配偶者、孫などと一緒には暮らさない傾向が強まっているのである。人口動態統計によれば、平均結婚年齢は男女とも高まってきており、初婚の場合、一九九七年現在で男性二八・五歳、女性二六・六歳と、一九八五年に比べて男性〇・三歳、女性では一・一歳も上昇している。また、結婚しない男女も増加しており、一九九五年の国勢調査によれば、現在の五〇歳時の未婚率は男性八・九%、女性五・一%で、いずれも一九九〇年の五・六%、四・三%に比して急増している。また、周知のように少子化はますます進み、一九九七年現在の合計特殊出生率は一・三九にまで減少している。このため、一世帯あたりの平均世帯人員数もますます減少し、一九九七年現在二・七九人となっている。

表１　世帯数からみた家族構成の推移

（単位：万世帯，（　）内は%）

世帯構成＼調査年次	1920（大正９）	1970（昭和45）	1990（平成４）
普通世帯総数	1,112 (100.0)	2,707 (100.0)	4,067 (100.0)
核家族世帯	601 (54.0)	1,719 (63.5)	2,422 (59.5)
夫婦のみ	(10.3)	(11.0)	(15.5)
夫婦と未婚の子	(38.3)	(46.1)	(37.3)
男親と未婚の子	(5.4)（男親・女親と未婚の子）	(0.9)	(1.0)
女親と未婚の子		(5.5)	(5.7)
拡大家族世帯	445 (39.0)	697 (25.8)	706 (17.4)
直系家族世帯	(31.0)	(25.4)	(17.2)
その他の親族世帯	(8.0)（その他の親族世帯・非親族を含む世帯）	(0.0)	(0.0)
非親族を含む世帯		(0.4)	(0.2)
単独世帯	66 (5.9)	291 (10.8)	939 (23.1)

出典　1920年は戸田貞三『家族構成』弘文堂（1937）より，1960・1990年は各国勢調査報告書より，筆者作成。

このように、現実の生活形態としては家族という生活集団は縮小し、かつてほど強固なものではなくなっていると考えられる。しかし、意識の面では家族がますます重視され、家族への期待もますます増大しているという現象がみられるのである。

この背景には、近代におけるメタファーとしての家族、すなわち「幸福な家族像」が根強く存在していることと関連が深い。現実の家族は、その構成や関係や規模等が変容しつづけていて、いわば不定のものであるのに、今日のメディアによって表現される「幸福な家族像」は何ら変化していない。たとえば、アメリカの伝統的核家族を理念型とするものとして、一人の男性である家長（夫でもあり父でもある）と一人の女性（妻でもあり母でもある）およびその子どもたちで構成される核家族があげられる。その特徴として、そこには扶養―依存関係、また、支配―従属関係が存在する。恋愛結婚で創設され、夫婦愛、母性愛、家族愛で結ばれている。内閉的な親密空間があり、そこに女性が在宅し、賃金労働とシャドウ・ワークによって成立しているものである。あるいは、わが国の戦前の「イエ制度」にみられる直系多世代家族を理念型とするものとして、三世代が同居し、父権と母性によって成立する直系家族がある。その特徴として、先祖代々の墓や先祖を守る仏壇を大切にし、尊属には孝養を尽くし、子どもは半人前として扱われる。議論より団らんを重視し、話さなくてもわかりあえるという相互に密着した人々によって、強い絆で結ばれている。いわば、個よりも家族を尊重するものとされ、そのなかにあってはすべてが許され、どこまでも甘えあうことができる。これらに象徴される普遍的な「幸福な家族像」が、現在も根強い家族神話をつくりだしているのではないだろうか。

「国民生活選好度調査」（経済企画庁国民生活局）によれば、「結婚の利点」として第一位に挙げられているのは「精神的やすらぎを得られる」で七六％を占め、若年層ほど、また男性より女性の方が、結婚に対して精神的やすらぎを求める傾向が強い。さらに「社会と生活についての国民意識調査」によれば、理想の家族・家庭として最も多かったのは、「何でも相談し合う家族」（七六・〇％）で、第二位の「個人の考えを尊重する家族」（四九・五％）を大幅に上回っている（日本リサーチ総合研究所、一九九七年、二八頁）。「好きな人と一緒にいたい」といったロマンティック・ラブの成就としての結婚よりも（あるいはそれを含めて）、憩い団欒し、喜怒哀楽を分かち合って安らぐことのできる場としての家族を求めていることが、各種調査データからは伺えるのである。

このように、現実の生活形態にみられる近年の動向は、理想の家族像とかけ離れていく傾向があると読みとることもでき、このことが理念型としての家族にますます多大な内容を求める方向へと拍車をかけている。それを別の観点からいえば、「恋愛結婚神話」が崩壊した後の家族像として、癒しの機能がより強く求められるようになってきたといえるのではないか。ストレス社会といわれる現代においては、「癒しグッズ」のブームに象徴されるように、誰もが多かれ少なかれ「癒し」を必要としており、もっとも身近な存在である家族に癒しの機能を求めるのは当然のことといえよう。今後も、その傾向は強まっていくものと考えられる。

2　家族のパラドックス

先にあげた「幸福な家族像」に示されるように、従来、家族が癒しの場として機能するには、専らそのための役割を果たす人が必要であった。すなわち、母性愛やシャドウ・ワークを担う人、どこまでも甘えを許容してくれる人の存在である。たとえば、従来の家族による介護や看護は、広義の家事労働の一環をなし、主に女性が担うものとされ、「女性らしさ」の象徴であった「優しい」「細やかな」「温かい」心遣いをもって接することが当然とされていた。このような傾向は家族の生活場面の随所に見られ、心理的な癒しや日常のストレス解消のためにも、家庭生活を心地よく整えておくことが、家事労働を主に担っていた女性の役割として求められてきた。従来の家族においては、妻や母といった役割を担う女性が、他の家族員全員のストレスを吸収するという機能を一手に引き受けることで成り立っていたのである。その意味では、人々が「家族」に求めてきた癒しの多くの事柄――具体的には、家族で囲む食卓、手入れの行き届いた住まい、安心して過ごせる日常生活を用意し、いつも見守ってくれ、時にはなぐさめてくれる等――は、広義の家事労働に付随したものであった。もちろん、その役割のすべてが義務や労働として遂行されていたわけではないし、妻や母以外の人によって癒されることもあっただろう。

わが国における「専業主婦」という名称は、家事労働を担って家のために子を生み育てる道具としてではなく、愛情で結ばれた夫と新しい家庭を築き運営していく幸福な存在として捉えられてきた。だからといって、妻や母がその役割のすべてに対してストレスを感じることなく果たしてきたわけでもない。時に個人としての自己との葛藤を抱えながらも、妻や母という役割自体が持っている悲哀の一側面として堪え忍ぶことが多かったからこそ、それをエピソードとした数々の文学作品や歌謡曲などが誕生したのである。

しかし、個人を尊重するライフスタイルへ移行している現代においては生活行動の選択肢も増大し、家族のために耐えしのぶとか、自己を主張しないで家族のために一身を捧げるといったメンタリティは消失しつつある。そして、妻や母といった役割だけに染まるのではなく、一個人としての自己の確立を求められるようになってきた。このため、家族のなかで他の家族員のストレスを吸収する役割を果していた女性自体が、そのために生じるストレスを解消することや、癒されることが必要となる。理想をいえば、家族のなかでお互いが癒しの役割を果たしあうような関係を構築することが望ましいが、誰もが忙しい現代社会にあって、個人のプライベートライフを優先させる限り、家族のために多くの時間やエネルギーを費やすことは難しい。家族のなかで誰もが癒されることを最優先するなら、癒しのための空間はあるとしても、結局のところ家族の癒しの機能は失われることになってしまう。

このように、癒しの場として家族をみると、家族の持つパラドキシカルな側面が浮かび上がってくる。人々が家族に癒しの場を求めれば求めるほど、癒しの主体である女性（妻であり、母であり、嫁である）にとっての癒しの場が必要となってくる。家族外でのストレスが増大するほど、家族内で生じるストレスは増大し、妻の疲弊した状況が顕在化する。消費生活に関するパネル調査によれば、夫や家族の誰かがこの一年間に退職した場合の妻の心理状態は、退職がなかった場合に比べ疲労感やうつ気分をより強く感じている（家計経済研究所、一九九八年）。家族による癒しには、シャドウ・ワークに代表される労働的な要素と愛情という要素の双方が絡み合っているため、妻や母といった役割にストレスが集中しやすいといえるが、これによって妻や母が癒しを強く求めるような状況に陥ることになる。

家族は、何時でも逆転する関係を有しており、いつも平和でありつづけるということはない。その背景には現代社会の特性があり、このことが現代社会における家族の当然の帰着であるとすれば、家族の持つこのようなパラドキシカルな諸側面は、今後もますます前面に現れてくることになろう。前節で紹介したいくつかのデータに現れているように、人々は家族に癒しを求め続けているのである。家族は、家族である限り、今後もそれらを抱え込んでいく以外にないからである。

3 生活単位としての家族と介護環境

強固な生活集団という側面が縮小していく家族は、今後も癒しの場として機能するのだろうか。また、癒しの場としての家族を支えるためには、どのようなシステムが必要となるのだろうか。それを考えるにあたっては、システムとして、家族をどのように捉えるかが重要になってこよう。そこで、現在のわが国における家族に関する法的規制を整理し、生活単位として家族がどのように捉えられているのか検討していくことにする。

表2　法律にみる権利・義務の生じる範囲

権利・義務の内容	権利・義務の範囲	記載がある条項
同居・協力・扶助の権利と義務	夫妻	民法752条
自分の名で得た財産の所有権	本人のみ	民法762条
子の監護・教育の権利と義務	親権者（父母）、未成年の子	民法818、820条
扶養義務	直系血族、兄弟姉妹	民法877条
近親婚の禁止	直系血族、３親等内の傍系血族、法定血族、直系姻族	民法734条
財産相続	配偶者、子（代襲相続者として、直系卑属、直系尊属、兄弟姉妹）	民法887、889条
窃盗・詐欺・横領の刑の免除	直系血族、配偶者、同居の親族	刑法244条
刑事裁判における証言拒否権	配偶者、３親等内の血族、２親等内の姻族	刑事訴訟法147条
民事裁判における証言拒否権	配偶者、４親等内の血族、３親等内の姻族	民事訴訟法280条

現在のわが国においては、家族法としてのまとまった法律はなく、民法の中の親族法（民法第四編「親族」）と相続法（民法第五編「相続」）に依って家族に関する法的規制がなされている。民法においては「家族」または「家族関係」という表記が用いられず、民法第四編「親族」の冒頭に「総則」として親族関係に関する規定が置かれている。親族の範囲としては「六親等内の血族、配偶者、三親等内の姻族」（民法七二三条）と規定されているが、家族については何ら言及されておらず、いずれにも「家族」の規定はない。すなわち、わが国の民法においては、「家族」を直接に扱ってはいないのである。

そこで、実質的には「家族」をどのように捉えているのか検討してみよう（表2参照）。たとえば、本来は家族の機能であると考えられる扶養に関する規定では、夫婦間に協力扶助義務（民法七五二条）、父母（親権者）の未成年子に対する監護教育義務（民法八二〇条）が掲げられ、これらの関係にあっては生活共同体として相互に同等レベルの生活を営むように扶養するものと定めている（生活保持義務）。さらに、直系血族（父母と子、祖父母と孫）と兄弟姉妹の関係においてはすべて相互に扶養義務があり（民法八七七条一項）、これらの関係にあっては補助的な扶養として、生活に余裕のある範囲で（すなわち自己の生活を犠牲にすることなく）経済的援助を行なうものと定めている（生活扶助義務）。また、直系血族と兄弟姉妹を除く三親等内の親族に対しては、特別の事情がある時に家庭裁判所の審判によって扶養義務が負わされることがある（民法八七七条二項）。

このように、扶養に関しては、「夫婦と未成年の子」という集団を強固な生活単位とみており、これより多少緩やかな生活単位として直系血族と兄弟姉妹を位置づけ、さらに場合によってはこれら以外の三親等内の親族を考慮するものとみていることがわかる。このほかにも、表2にはさまざまな権利・義務等の生じる範囲を示しているが、親族であることによって生じる権利・義務関係（どこまでの範囲に、どのような影響が及ぶか）は非常に多様であり、生活単位として一貫した具体像は見出せない。すなわち、「家族」については明確な共通理解が存在していないのである。

さらに、現行の社会保障制度においてはどのように捉えられているのか、介護保険制度、健康保険制度、年金制度について、負担面および給付面にみられる生活単位を示したものが表3である。これによれば、世帯（夫婦）単位と個人単位が混在しており、これらの制度に共通の生活単位は見られないことがわかる。しかも、わが国の法定財産制は夫婦別産制を基本としており、夫婦の財産を夫と妻が別々に所有・管理する形式をとっているにも関わらず（民法七六二条一項）、社会保障制度においては世帯（夫婦）単位のものが少なくない。最新となる平成十二年施行の介護保険制度では、世帯（夫婦）単位ではなく、おもに個人単位へ移行しようとする動きが読みとれる。そこで、その他の介護関連の制度として介護休業制度に着目すると、介護休業を認める範囲として「配偶者、二親等内の血族、配偶者の父母、同居の扶養者」が挙げられている。すなわち、基本的には「配偶者と親」を介護する生活単位とみなし、これに最も近い血族を加えたものまでを想定しているといえよう。

表３　社会保障制度にみる生活単位（2000年４月現在）

制度の種類	負担面	給付面
介護保険制度	65歳以上は個人 40～64歳は個人＋世帯 （医療保険制度の算定方法）	個人
健康保険制度	世帯＋個人	世帯＋個人
年金制度	世帯（夫婦）＋個人 第３号被保険者は負担なし	個人＋世帯（夫婦） 遺族年金受給権がある

民法によれば、「家族」は両性平等の原理にたって夫婦主体でつくるものと考えられており、男女の婚姻によって形成され、夫婦の死亡によって終わるものと捉えられている。しかし、日常生活に具体的な効果を及ぼす法律や制度においては、各々に想定したさまざまな生活単位として定められており、家族に関する法的規制が統一されていないことがわかる。

このような状況のなかで、今後の生活に多大な影響を及ぼすであろうと考えられる介護保険制度では、「家族からの申し立て」によって適用されることになっている項目も多い。その際、「家族」の適用の仕方によっては、介護を受ける生活者の状況を大きく変化させることになろう。法的に「家族」が明確化していないにも関わらず、介護関連においては「家族」の規定が曖昧なままに生活単位として重視されていることから、今後多くの問題が生ずるのではないかと懸念される。

4　システムとしての家族の変容

家族人員数が少人数化している現状については既に述べたが、これは必ずしも現代のわが国において独自にみられる傾向ではない。多くの国や地域においても、生活の近代化によってライフスタイルが変容し、生活意識や価値観が変化していくが、これにともなって家族も変容していかざるをえないからである。湯沢擁彦は、現代家族の世界的変化現象として、家族構成の少人数化と単純化、一夫一婦制の一層の強化、夫婦関係の平等化、親子関係の民主化の四点を挙げており、さらに戦後日本家族の変動で注目すべき点として、高い婚姻率の持続と晩婚化傾向、若年核家族の増加と拡大家族のなかでの核家族の分離傾向、夫婦対等および老年夫婦の伴侶性の重視、妻の家庭外就労の増加などをあげている（湯沢擁彦『新版　新しい家族学』光生館、一九九五年、一七九―八六頁）。このような世界的な傾向として示された動向は、ライフスタイルの変容、生活意識や価値観の変化によってもたらされたと解釈することができ、いわば近代家族への変容過程でもある。

これに加えて、戦後のわが国では、市民社会が未成熟であったところに、いきなり近代家族を制度化したという経緯や、当時のアメリカのライフスタイルを理想としてきたという事情を無視することはできない。そのことが、家族形態の縮小化や単純化、家族機能の社会化や縮小化、家族関係の平等化や個別化といった現象を急速な勢いで促進させてきたのである。そして戦後五〇年を経過した今日の家族は、さらに次のステップへと移行し、いわばポスト近代家族への変容を遂げている過程であると解釈できるのではないか（図2参照）。このことをもう少し説

図2　ポスト近代家族への変容過程

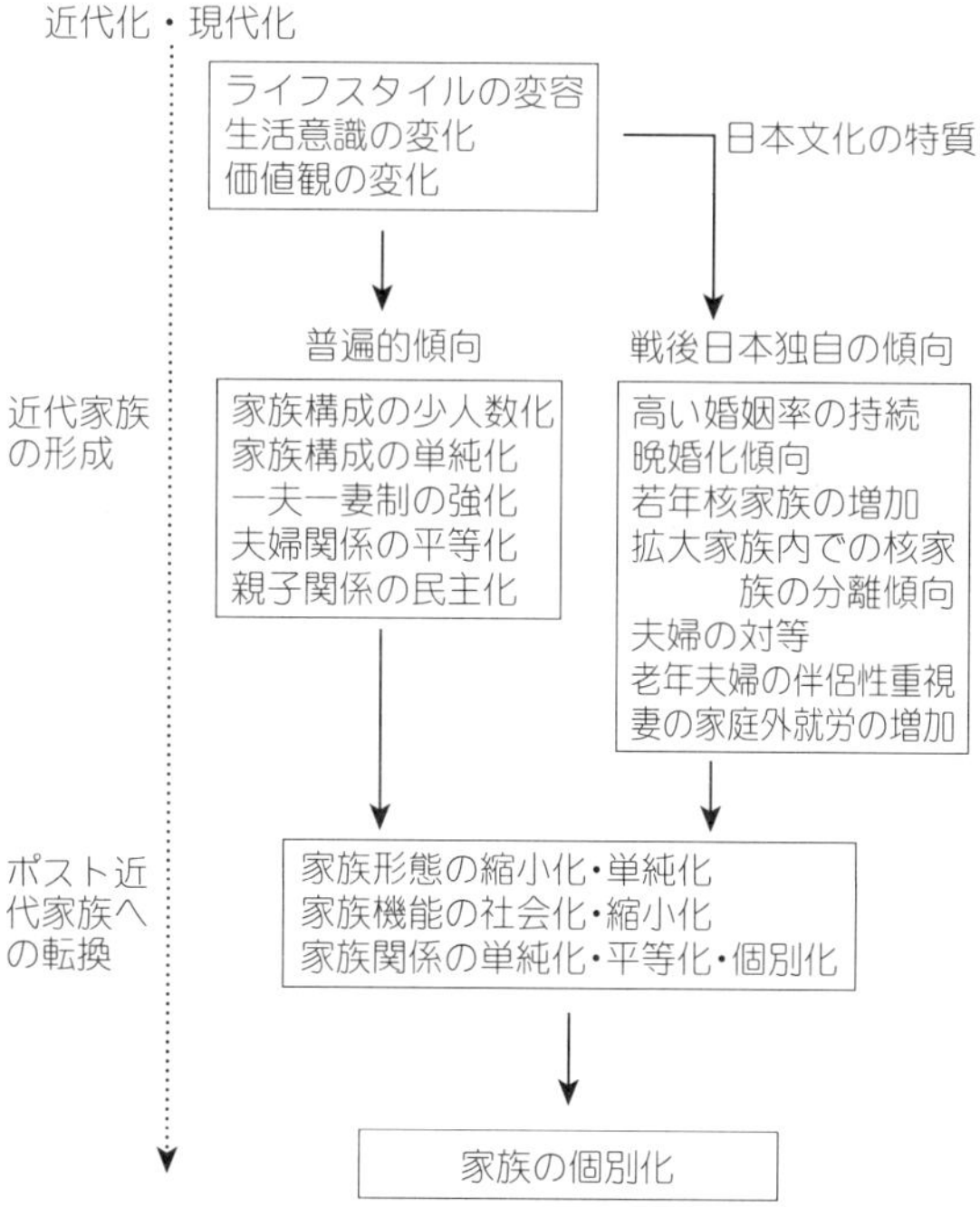

明していきたい。

もともと近代家族は、市民社会の基盤に立つ家族であるから自己責任が要請される。このため、自立できない家族成員の生活は非常に不安定なものとなる。一方で、近代家族は家族を構成する一人ひとりの人格を尊重するので、家族の個別化が生じていくのは当然の結末である。また、平等な人格者間の緊張関係が崩れると関係は脆弱なものとなるが、近代家族のなかの平等な関係が脆弱なものとなれば、家族の崩壊をもたらすことになる。

わが国における近代家族の形成には、戦後、「イエ制度」を定めた民法を改正して夫婦家族制を導入するという、いわば家族の外側から一方的に近代家族を制度化したことが大きな力となった。また、当時の理想像であったアメリカのライフスタイルが近代家族であったことによる影響も多大である。具体的にいえば、当時のアメリカで理想の家族像とされた幸福な近代家族のライフスタイルが、その当時に輸入された映画やテレビドラマのなかで具体的に紹介され、そこに描かれた生活や家族像にあこがれて理想のライフスタイルとしてきたという時代背景も大きく影響している。たとえば、一九五〇年代にアメリカCBS放送が制作した『アイ・ラブ・ルーシー』は、ホームドラマ的な内容のシチュエーション・コメディであったが、わが国でも放送されて高視聴率を獲得した。このようなテレビや映画のホームドラマには、当時のアメリカにおける家族のパターン化された生活が描かれており、これらを観ることによって、当時のわが国の生活からすれば夢のように思えるほど便利で快適な家庭生活を目の当たりにすることになる。そこで、このようなライフスタイルを家庭の理想像としてとらえ、核家族で庭付き一戸建てのマイホームに住むことを目標に掲げた男性は多かったろうし、そのマイホームで数々の電化製品を使って生活する専業主婦となることを夢見た女性は少なくなかったのである。

このように考えれば、わが国の家族問題として注目されている種々の傾向（自立できない家族の生活問題が深刻であることや、もはや家族が崩壊したといわれることなど）は、当然に行き着くところであったと考えられる。たとえ、真の市民社会として成熟しても、表層的なライフスタイルとしてだけでなく深層的側面や情緒的な側面に至るまでのすべてにおいて近代家族をわが国のライフスタイルとして徹底したとしても、近代家族の特質を考えれば、家族の個別化傾向はさらに進行するとみることができる。こうして近代家族の理想像がゆらぐなかで、自明の家族像やモデルとしての家族像をもつこと自体が困難になっているのである。

アメリカの社会学者であるパーソンズらは、家族（ないし親族）の社会体系における本質的な二つの機能として、子どもの社会化機能、成人のパーソナリティの安定化機能を挙げ、これらは基本的でこれ以上削減することができないものであると指摘している（T・パーソンズ、R・F・ベールズ『核家族と子どもの社会化』黎明書房、一九七〇年）。すなわち、家族の機能は縮小するとしても、それは家族の役割が縮小するのではなく、子どもの社会化と情緒的安定という基本的な二つの機能に専門化したととらえているのである。しかし現在では、保育所や学校、あらゆる塾・教室・センターなどの充実整備がすすみ、家族が有する子どもの社会化機能をサポートし補完するようになってきており、二つの機能についても、その多くの部分が社会で代替可能な態勢になってきた。もちろん、専門化した機能は今後も消失することはないだろうが、さらに縮小化が進むことになる。そのことが、家族の役割の縮小にはならないというパーソンズの主張は、今日では大きく揺らいでいるのである。

5　癒しの場としての家族とサポートシステム

家族の個別化の進行をふまえて、今後は「癒しの場としての家族」の再構築が求められる。それは、家族における看護役割の軽減と癒し機能の増大という、一見パラドキシカルな両者の共存はいかにして可能かという問題を、具体的に考えていくことである。

これまで述べてきたように、家族規模の縮小化、家族の個人化、また、女性の社会進出等により、現代家族の介護機能は従来に比べて著しく低下していると考えられるが、一方で、家族に期待されている介護力、すなわち、経済的扶養、身体的介護、心理的癒しといった機能は、より一層強く求められている。家族による介護や看護は、情緒性が強いため格別に癒されるものである反面、あるいは、それゆえに、その負担はきわめて重い。ますます個別化が進む家族にとっては深刻な事態となる。ポ

表4　介護を理由とする離職状況　［単位：千人］

	男女計		男		女	
	計	介護のため	計	介護のため	計	介護のため
離職者数	5, 317. 4	34. 4	2, 767. 0	5. 9	2, 550. 3	28. 5
（％）	(100. 0)	(0. 6)	(100. 0)	(0. 2)	(100. 0)	(1. 1)
年齢階層別離職者数						
19歳以下	287. 4	0. 5	137. 9	0. 0	149. 5	0. 4
20～29歳	2, 035. 6	11. 1	907. 9	0. 5	1, 127. 8	10. 6
30～39歳	838. 7	5. 1	429. 1	0. 3	409. 6	4. 7
40～49歳	798. 0	9. 6	378. 2	3. 2	419. 9	6. 4
50～59歳	620. 9	5. 6	368. 7	0. 8	252. 2	4. 9
60歳以上	736. 7	2. 6	545. 2	1. 2	191. 5	1. 4
一般労働の離職者	4, 100. 9	23. 4	2, 455. 4	5. 0	1, 645. 5	8. 5
パートタイムの離職者	1, 216. 5	11. 0	311. 6	1. 0	904. 9	10. 0

出典　労働大臣官房政策調査部『平成８年雇用動向調査報告』1998年より作成。

スト近代家族への転換を考慮すると、女性だけが、あるいは家族のなかの一人だけが専ら引き受けるという構図はすでに成立しなくなっているといえよう。表４に示すように、現在においても、家族の介護のために離職するのはほとんどが女性であるが、こうした方向で豊かな少子高齢化社会を創造していくことはできない。それは、働いて収入を得るという生きていくうえでのもっとも基本的な権利を、女性から奪ってしまうことになるからである。男女共同参画社会の実現は、二一世紀のわが国社会を決定する最重要課題であるが、そのためには男女がともに有償労働と無償労働をバランスよく担える社会制度を構築していくことが必要である。

さらに、家族のためのサポートシステムについて再考することが必要である。たとえば、在宅ケアについても、個人の住宅におけるケアといった単なる空間の問題として処理するのではなく、家族によるケア、家族が主となってすすめるケアとして捉えなおし、そのためのシステムを整備していく必要があろう。「家族がすべきこと」よりも、「家族ができること」に注目し、それをサポートするシステムの構築が望まれる。また、ケアの対象と内容からみると、子どもや高齢者などの健康や生存を維持するために必要なケアだけでなく、従来は見過ごされがちであったケアを担当する人自身のケアや、本来は自分自身でできるにも関わらず自分以外のケアを期待する成人や子どもにとってのケアも考えていく必要があろう。

このような視点に立つと、サポートの種類による機能の分離が不可欠となってくる。実際には、かつて家族内でも種々の機能は細分化して分離していたとみることもでき、その分離していた機能のそれぞれが徐々に社会化されて、家族のなかから社会へ出ていったと考えられよう。そうであれば、今後は、家族が必要とするそれぞれの機能に合致するサポートの種類を選択し、各機能に合わせてシステムを使うというマネージメントが必要である。そのためには、各家族にとって、また個別化する各家族構成員それぞれにとって、癒しの場としての家族に何を求めるのか、問い直す必要も生じてこよう。各家族には、それぞれに独自の歴史や文化があり、それを構成する家族員は今後も成長発達し変化し続ける。それぞれの家族が必要とする最適なサポートに普遍性はない。もちろん、地域差や文化による差を考慮することも必要であるが、伝統的タイプや新しいタイプなど家族のタイプもさらに多様化がすすみ、それらが混在する社会となっていくことも考慮しなければならない。

目黒依子は、個人が一生のうちに多数の多様な家族または家族的連帯を経験する方向に変わりつつあると指摘し、これを「家族が個人化する過程」と捉えている（目黒依子『個人化する家族』勁草書房、一九八七年）。社会のなかで固定的な家族像を見出すことが困難になっているが、個人のライフコースのなかでも固定的な家族像が見出せなくなってきている。生活の安定を求めて、私たちは家族に固定を強いてきたが、不変で普遍の家族などありえない。しかも、現代では、家族のなかで個人が独立し、地域のなかで家族が孤立しているのが現状であり、家族の個別化は今後もさらに進行すると考えられる。図3はこのような家族の個別化をイメージとして描いたものである。

図3　進行する家族の個別化

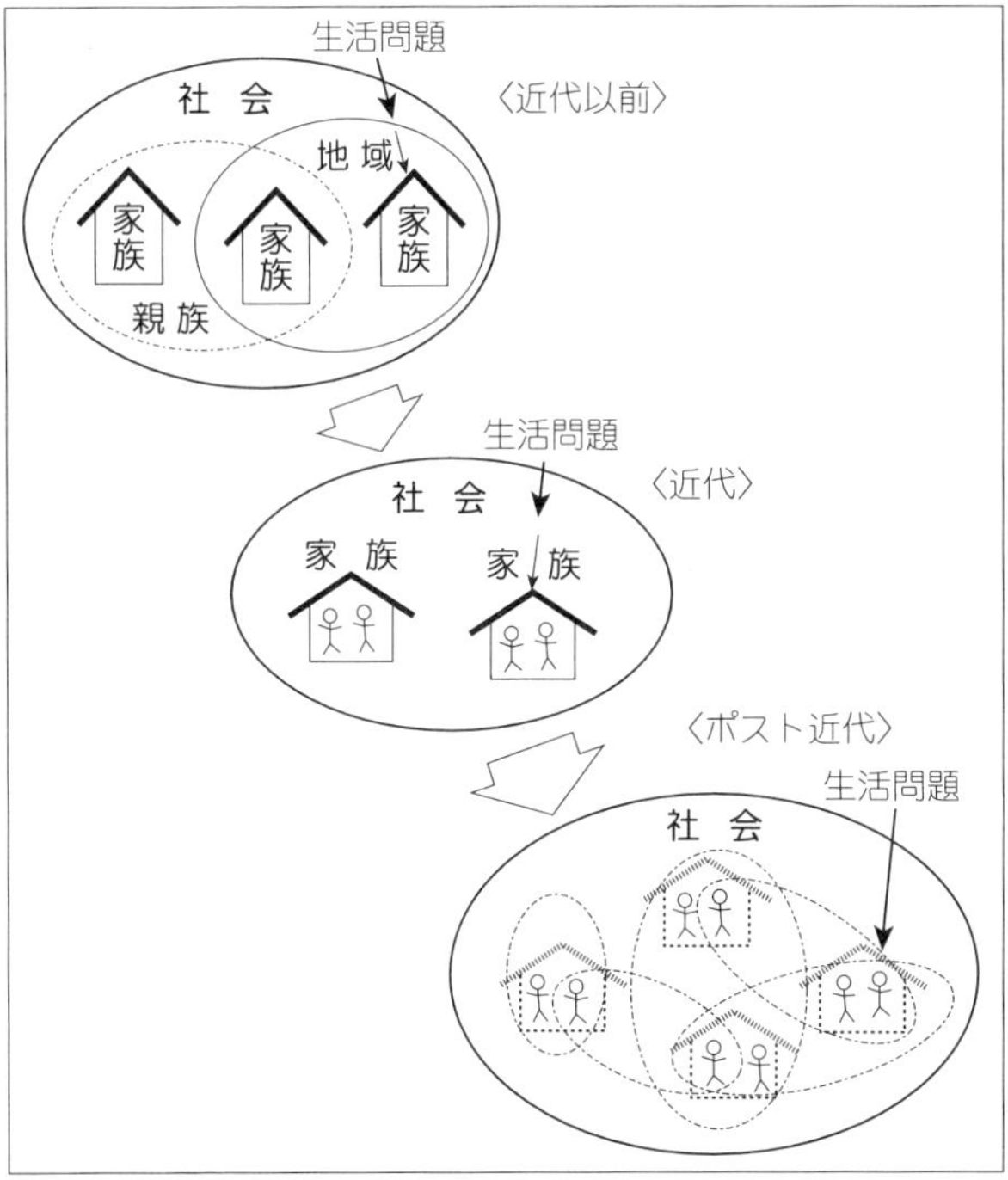

　このような家族の変化を考えれば、介護や看護や癒しの機能を家

族だけの役割として家族のなかに抱え込んでしまうことには、明らかに無理がある。その点で、閉鎖的な家族の体質を改めていくことは、第一に取り組むべき課題なのである。そして、それぞれの個人と家族にとっての癒しとは何か具体的に問い直し、それぞれの家族に最適なサポートシステムを主体的に選択していくことが重要である。今後、個別化する家族を越えて、真に自立した家族となることが、これからの私たちにとっての癒しの場となっていく第一歩ではあるまいか。

●参考文献

湯沢擁彦『新版　新しい家族学』光生館、一九九五年
山根常男・玉井美知子・石川雅信編『わかりやすい家族関係学』ミネルヴァ書房、一九九六年
横田明子・時岡晴美・富田守「生活人間関係」水野悌一・富田守編『講座人間生活学（一）人間と生活』垣内出版、一九八八年
安達正嗣『高齢期家族の社会学』世界思想社、一九九九年
森岡清美『現代家族変動論』ミネルヴァ書房、一九九三年
上野千鶴子ほか編『シリーズ変貌する家族（三）システムとしての家族』岩波書店、一九九二年
目黒依子『個人化する家族』勁草書房、一九八七年
T・パーソンズ／R・F・ベールズ、橋爪貞雄ほか訳『核家族と子どもの社会化』黎明書房、

一九七〇年
中川淳『新家族法入門』法律文化社、一九九四年
日本家族心理学会編『家族心理学年報一二　家族における愛と親密』金子書房、一九九四年
長谷川浩編『講座家族心理学（五）生と死と家族』金子書房、一九八八年
坂本佳鶴恵『〈家族〉イメージの誕生』新曜社、一九九七年
岡本祐子・松下美知子編『女性のためのライフサイクル心理学』福村出版、一九九四年
横田明子・時岡晴美編『生活シミュラークルへの展開　現代の生活経済学総論』同文書院、一九九六年

あとがき

「人間中心の看護」に向けて

加野芳正

本書は看護学や教育学を中心とした学際的な共同研究の成果である。看護学と教育学などのクロスオーバーする空間に「癒し」というキーワードを設定し、人間中心の看護という視点から、今日の看護や介護の焦点的テーマを学際的に論じたものである。そのねらいは、大きく以下の四点に集約することができる。

(1) 看護職に就いている人々に、あるいは今後看護職に就きたいと思っている人々に、現代の看護と医療がもっている課題と問題点についての理解を深めてもらうこと。

(2) 高齢社会の到来とともに、看護や介護は私たちの身近な問題であり、国民的関心事にもなっている。この点で、広く看護についての関心をもっている人々とともに、看護のあり方について考えていくこと。

(3) 現代医療のなかの焦点的テーマやトピック——たとえば生殖医療技術、お産と自然分娩、公的介護、家族支援、インフォームド・コンセント、ホスピス、デス・エデュケーションなど——を看護の立場から取り上げ、これらのテーマを患者中心の看護という視点から論じること。

(4) 看護学を中心としながら、教育学、社会学、家政学などの学際的な視点から、看護という行為について考察し、新しい時代の看護や教育、さらには人間支援のあり方を構想すること。

本書が出版にいたることの始まりは、当時高松赤十字看護専門学校の教員をしておられた淘江七海子さんが、創設されて間もない香川大学大学院教育学研究科に入学され、教育学と看護学の幸運な出会いがあったことに始まる。その後、平成一一年四月に香川県では県立医療短期大学が創設されることになり、そこの看護学科で教員を予定されていた舟越和代さん、細原正子さん、築玲子さんたちが、看護現場における実践のなかから生じた課題をもとにした新たな理論の構築をめざして教育学研究科に入学してこられた。日本赤十字看護大学を卒業してそれほど時を経ないで、宮武広美さんが大学院に入学されたのもこの時期である。また、香川県立中央病院で副総婦長をされていた白井瑞子さんがその職を辞して、家族援助をテーマとした学術的な論文を書きたいという志を胸に、時岡晴美さんの研究室(家政学)に入学してこられた。こうした偶然の出会い、集りのなかで「癒しと看護の人間学」と称する研究会が始まり、また、年齢という点では決して若いとはいえない大学院生たちが論文の構想を発表する場となった。

それぞれの看護実践をベースに、彼女たちの体験に裏打ちされた研究発表は、とても興味深いものに思われた。看護という領域は、人が生まれ、育ち、病み、老いて死ぬという人間の生物としての基本と向き合う世界である。それは、二〇世紀という時代が、人間の暮らしのなかから遠ざけ、病院を初めとするさまざまな施設のなかに隠蔽してきたことがらでもある。しかし、そのことが人間の生のあり方を貧しくさせてきたともいえるだろう。したがって、人間を主人公にした社会を、そして、学問を構築するとしたら、いわゆる「生老病死」を視野に含みこむことが不可欠の作業となるのではあるまいか。その点で、看護との出会いは教育学や社会学、家政学という人間支援の学問にとっても意味あることのように思われる。

編者の加野は教育社会学を専門にしているが、「教育の世界」と「看護の世界」は、異なる世界でありながら、一人ひとりの人間が、その人らしく生きられるよう支え、助けていくための営みであるという点で共通点は多い。したがって、それぞれの実践を支えることを重要な使命の一つとしている「教育学」と「看護学」の共通点も多い。看護の世界で重要な概念であった「共感的理解」や「癒し」「ケアリング」が、今日の教育の世界でも注目されている。教育が看護から学ぶことのできるもの、看護が教育の世界から学ぶことのできるものも少なくない。むしろ、両者は「支援」や「援助」という共通の土俵の上に、成り立っているという見方も可能であろう。

研究会は何か共通の目標がないと続かないものである。いつの頃からか私たちは、成果を出版するということを共通の目標において、あるときは合宿も取り入れながら、研究会を重ねてきた。本書は、そうした共同研究の成果である。半数の論文は、看護実践に裏打ちされ、経験を重要な情報としながら執筆されたものであるが、いわゆる実践のハウツーを記述したものではない。むしろ、近代の医療がたどってきた限界とこれからの看護のあり方を、癒しというキーワードをもとにして再構成したものである。大学における看護系学部や学科の増設に伴って、この研究会のメンバーのなかにも新しい職場を得た者が少なくない。本書を書き上げるなかで得られた共同研究の成果が、それぞれの大学での教育研究に生かされ、「人間中心の看護」の地平が広がっていくことを期待したい。

最後に、学術的な書物の出版が困難ななかで、本書の刊行を快く引き受けてくださった世織書房の伊藤晶宣さんにはたいへんお世話になった。心よりお礼申し上げたい。また、本研究に対して平成一二年度財団法人香川大学学術振興財団研究助成（代表・毛利猛）が交付されたことも付け加えておきたい。

二〇〇〇年一〇月

香川大学の研究室にて

加野　芳正

編者・執筆者紹介————分担

加野芳正（かの・よしまさ）——編者、1章・7章
香川大学教育学部教授。専門は教育社会学。主な著書に『アカデミック・ウーマン』（東信堂、一九八八年）、『教育のパラドックス／パラドックスの教育』（矢野智司との共編著、東信堂、一九九四年）、「高度大衆社会の『いじめ』と『いじめ問題』」（『教育学年報五』世織書房、一九九六年）などがある。

桐田克利（きりた・かつとし）——2章
愛媛大学法文学部教授。専門は社会学（社会学的人間学）。主な著書に『苦悩の社会学』（世界思想社、一九九三年）、『野生の教育をめざして』（共著、新曜社、二〇〇〇年）などがある。「生命と社会制度」が現在の研究テーマである。

宮武広美（みやたけ・ひろみ）——3章
日本赤十字広島看護大学助手。専門は成人看護学。患者教育についての論文を発表するとともに、看護婦一人ひとりの「看護観」がどのように形成されていくかに関心を持っている。

毛利猛（もうり・たけし）——4章
香川大学教育学部助教授。専門は教育人間学・臨床教育学。主な論文に「教育的な援助関係の二重性」（和田修二・皇紀夫編『臨床教育学』アカデミア出版、一九九六年）、「学校のために、今何ができるか」（『教育哲学研究』七九号、一九九九年）などがある。教育的な人間関係の構造と特質に関する現象学的解明、教育の物語論的な研究を進めてい

る。

淘江七海子（ゆりえ・なみこ）――5章
香川県立医療短期大学教授。専門は基礎看護学。看護学生の言語的対応能力の開発にとり組むとともに、看護技術におけるボディメカニックスの研究を行なっている。

細原正子（ほそはら・まさこ）――6章
香川県立医療短期大学講師。専門は成人看護学。癌告知患者への看護援助のあり方や、ＱＯＬとインフォームド・コンセントの研究を進めている。

伊達裕子（だて・ひろこ）――7章
香川県立医療短期大学助手、香川大学大学院教育学研究科修士課程在学中。集中治療室での一〇年間の勤務経験から、生命倫理学の教育に関心を有し、また、老いや死についての看護学的研究に関心を持っている。

榮玲子（さかえ・れいこ）――8章
香川県立医療短期大学講師。専門は母性看護学・助産学。出産体験についての研究や女性の健康に関する研究を進めている。

白井瑞子（しらい・みつこ）――9章
香川医科大学助教授。専門は母性看護学。看護職としての立場から、不妊女性の心理や母子の絆の形成についての研究を進めている。

舟越和代（ふなこし・かずよ）――10章
香川県立医療短期大学講師。専門は小児看護学。現在の研究関心は、障害児施設での看護婦の役割、幼児虐待などを視野に含みながら母親の育児不安の研究である。

時岡晴美（ときおか・はるみ）――11章
香川大学教育学部助教授。専門は生活経営学。主な著書に『生活シミュラークルへの展開』（横田明子との共編、同文書院、一九九六年）などがある。家族のライフスタイルと地域社会変容のダイナミズムを実証的に研究している。

看護の人間学

2001年4月10日　第1刷発行©

編　者	加野芳正
装　画	三嶋典東
装　幀	間村俊一
発行者	伊藤晶宣
発行所	(株)世織書房
組版・印刷所	(株)マチダ印刷
製本所	協栄製本(株)

〒240-0003　神奈川県横浜市保土ヶ谷区天王町1丁目12番地12
http://village.infoweb.ne.jp/~fwgi4541/index.html
電話　045（334）5554　振替　00250-2-18694

ISBN4-906388-84-1

最首悟　星子が居る　●言葉なく語りかける重複障害の娘との20年　三六〇〇円

矢野智司　ソクラテスのダブル・バインド　●意味生成の教育人間学　二六〇〇円

北村三子　青年と近代　●青年と青年をめぐる言説の系譜学　二六〇〇円

斎藤孝　「ムカツク」構造　●変容する現代日本のティーンエイジャー　二〇〇〇円

樫村愛子　ラカン派社会学入門　●現代社会の危機における臨床社会学　二九〇〇円

「絆の会」編　家族づくり　●縁組家族の手記　三〇〇〇円

〈価格は税別〉